Méthode d'entraînement à la lecture et dyslexies

Les stratégies du lire

CHEZ LE MÊME ÉDITEUR

Du même auteur

LES DYSLEXIES. Décrire, évaluer, expliquer, traiter, par A. VAN HOUT, F. ESTIENNE et collaborateurs. 1998, 2e édition, 336 pages env.

VOIX PARLÉE, VOIX CHANTÉE. Examen et thérapie, par F. ESTIENNE. *Collection Orthophonie*. 1998, 224 pages env.

LES BÉGAIEMENTS. Histoire, psychologie, évaluation, variétés, traitements, par A. VAN HOUT, F. ESTIENNE. 1996, 288 pages.

Dans la même collection

MÉMOIRE ET LANGAGE. Surdité, dysphasie, dyslexie, par A. DUMONT. 1998, 136 pages.

APPROCHE TRANSCULTURELLE DES TROUBLES DE LA COMMUNICATION. Langage et migration, par F. ROSENBAUM. Préfaces de F. ESTIENNE et A. CIOLA. 1997, 160 pages.

DYSPHASIES, TROUBLES MNÉSIQUES, SYNDROME FRONTAL CHEZ L'ENFANT ATTEINT DE LÉSIONS CÉRÉBRALES PRÉCOCES. Du trouble à la rééducation, par M. MAZEAU. 1997, 256 pages.

Dans la collection d'orthophonie sous la direction de A. Morgon

LA VOIX MOBILE. La méthode des mouvements minimaux et de la spatialisation, par W. WEISS. 1996, 136 pages.

L'ENFANT ET SON THÉRAPEUTE DU LANGAGE. Une autre approche de la rééducation, par G. DUBOIS. Préface de M. PORTMANN. 1995, 3e édition, 144 pages.

L'ARTICULATION ET LA PAROLE, par S. DE SÉCHELLES. 1993, 104 pages.

LES TROUBLES DE LA VOIX ET LEUR RÉÉDUCATION, par C. DINVILLE. Préface de B. VALLANCIEN. 1993, 2e édition, 240 pages.

MANUEL DE LECTURE LABIALE. Exercices d'entraînement, par M. ISTRIA, C. NICOLAS-JEANTOUX, J. TAMBOISE. 1992, 2e tirage, 184 pages.

Autres ouvrages

LE LANGAGE DE L'ENFANT. Aspects normaux et pathologiques, par C. CHEVRIE-MULLER, J. NARBONA et collaborateurs. 1996, 448 pages.

DIRE : ENTRE CORPS ET LANGAGE. Autour de la clinique de l'enfant et de l'adolescent, par B. GOLSE, C. BURSZTEIN. *Collection Médecine et Psychothérapie*. 1993, 232 pages.

Collection Orthophonie

Méthode d'entraînement à la lecture et dyslexies

Les stratégies du lire

Françoise ESTIENNE

MASSON

Paris Milan Barcelone

Ce livre constitue une nouvelle version complètement remaniée, agrémentée d'une introduction théorique et d'un mode d'utilisation de **Lecture et dyslexie**.
Tous les textes (comptines, poèmes, devinettes, etc.) non signés sont de l'auteur. Tous droits réservés.

ISBN : 978-2-225-83200-0
ISSN : 1279-810X

ELSEVIER MASSON S.A.S – 62, rue Camille-Desmoulins – 92442 Issy-les-Moulineaux Cedex

TABLE DES MATIÈRES

INTRODUCTION

Dans la lecture on quitte sa vie,
on l'échange contre l'esprit du songe,
la flamme du vent.
Une vie sans lecture est une vie que l'on ne quitte jamais,
une vie entassée,
étouffée de tout ce qu'elle retient.

Christian Bobin

Dès le début de ma pratique (1965) au Centre universitaire d'audiophonologie, j'ai été mise en présence d'enfants et d'adolescents en mal de lire et d'écrire.

J'ai été frappée par la difficulté que certains éprouvaient pour appréhender un mot ou une suite de mots. Ces lecteurs en situation laborieuse convertissaient plus ou moins correctement les lettres en phonèmes. Ils possédaient les rudiments du déchiffrage mais ils ne parvenaient pas à se détacher de la syllabe à laquelle ils restaient rivés.

Tout naturellement j'ai essayé de les aider en les forçant à avancer. Pour cela, je me suis mise à cacher avec le doigt la syllabe ou le mot qu'ils lisaient après une courte exposition visuelle.

Je leur disais : «Regarde le mot très brièvement, ensuite je le cache, lis-le par cœur».

Cette façon de faire s'est rapidement révélée payante. Le lecteur avait accès au mot et à la phrase dans leur unité.

La lecture gagnait en vitesse et en compréhension. De plus, élément non négligeable, le dyslexique, se sentant de plus en plus compétent, prenait goût à lire.

Mais que lire? Il me fallait un matériel. C'est ainsi qu'est né *Lecture et Dyslexie*.

Publié pour la première fois en 1971, ce livre est donc le résultat d'une intuition clinique quant aux procédés de lecture et au matériel à exercer.

Réédité à plusieurs reprises, il a fait son chemin dans le monde des orthophonistes-logopèdes qui ont aussi perçu l'intérêt de l'outil.

Je suis heureuse que cet ouvrage revoie le jour en s'actualisant par un nouveau titre, un chapitre consacré aux conceptions actuelles concernant la lecture et son apprentissage, et un mode détaillé de l'utilisation de l'ouvrage.

– Un nouveau titre pour mieux rendre compte de la signification du livre. Il est porteur d'une connotation plus large et positive. L'ouvrage s'adresse aux orthophonistes mais concerne tout apprenti lecteur et non le seul *dyslexique*. Il n'est donc plus teinté d'*une «pathologie péjorative»*.

– Un chapitre théorique pour situer l'actualité du contenu en se référant aux abondantes recherches actuelles qui traitent des modèles cognitifs de la lecture, des stades de son acquisition, de l'importance des compétences métaphonologiques et métalinguistiques préalables.

– Un mode d'utilisation détaillé pour aider l'usager à exploiter au maximum toutes les ressources de la méthode.

Ainsi modernisé et complété, puisse *Lecture et Dyslexie* continuer à entraîner les stratégies du lire et engendrer de vrais lecteurs pour qui, dirait Bobin, il se passe quelque chose. «*Ils se lancent dans la lecture et bientôt n'en finissent plus. Ils découvrent avec joie que c'est sans fin…* »

I

Théories et mode d'emploi

1

LA LECTURE ET SON APPRENTISSAGE : UN ÉTAT DE LA QUESTION

Les recherches sur la lecture, son apprentissage et ses troubles sont en plein essor, surtout depuis les années 80. Elles sont le fruit du développement de la psycholinguistique, qui se donne pour objet de comprendre les processus mentaux de l'activité langagière.

Appliquée au domaine de la lecture, il s'agira selon Content (1996) de fournir une description des mécanismes par lesquels un lecteur habile est capable d'extraire un message à partir d'une page d'écriture mais aussi de comprendre les processus mentaux qui rendent possible l'acquisition de la lecture et les conditions qui entravent son développement.

Les convergences[1]

L'ensemble des études actuelles recensées dans la bibliographie convergent vers les points suivants :

– l'importance attachée à la reconnaissance du mot comme base indispensable pour accéder à la lecture;

– la mise en relief des voies d'accès à la lecture;

– la notion de stades de l'apprentissage avec les nuances à y apporter;

– l'importance attachée aux connaissances métalinguistiques, notamment à l'habileté métaphonologique et à l'analyse segmentale de la parole comme élément indispensable pour accéder à la lecture dans l'optique d'un système alphabétique;

– la notion de relation causale et réciproque entre les habiletés métaphonologiques, métalinguistique et l'apprentissage de la lecture;

– l'importance du processus d'assemblage phonologique dans l'acquisition de la lecture pour engendrer rapidement des lecteurs autonomes;

1. Certaines convergences ne sont pas suivies de référence. Ceci indique qu'elles émanent de plusieurs auteurs et qu'elle sont développées ci-dessous.

– la nécessité de postuler des sous-habiletés perceptives plus fondamentales qui expliquent l'aisance ou la difficulté de manipuler les sons préalablement à l'apprentissage de la lecture, notamment au niveau de la perception de la parole où l'on observerait un déficit sélectif pour la catégorisation des consonnes et des voyelles;

– la notion que l'on peut remédier à une carence métaphonologique et métalinguistique en développant ces fonctions par un entraînement progressif;

– l'analyse des dyslexies sous l'angle des activités cognitives mises en jeu dans l'acte de lire avec la notion de stratégies incomplètes ou substitutives;

– l'importance de la mémoire à court terme et de la rapidité de dénomination dans l'acquisition de la lecture;

– l'intérêt d'apprendre à lire par une méthode phonétique qui part des phonèmes et de l'alphabet;

– le lien entre le langage oral et écrit, dans ce sens que pour accéder au langage écrit, le langage oral doit être riche, précis, souple. L'absence ou le peu de lecture engendre à son tour un déficit au niveau du langage oral dont le développement stagne et s'appauvrit;

– la mise en relief que les lecteurs les meilleurs sont ceux qui utilisent des stratégies diverses. À ce propos, Braibant (1988) parle d'une lecture flexible dans le sens où le lecteur habile est capable de répartir correctement ses ressources cognitives entre les diverses unités spécialisées de traitement en fonction des caractéristiques du matériel écrit et en fonction des exigences des tâches de lecture qu'on lui propose;

– le peu d'importance attribuée au contexte chez le lecteur compétent qui, selon Ellis (1989), n'utilise pas le contexte, ni pour prévoir la suite probable de la phrase ni pour amorcer leurs unités de reconnaissance. Ceci contrairement au mauvais lecteur beaucoup plus tributaire du contexte ;

– la mise en relief que la représentation de l'écrit par l'enfant joue un rôle important dans la réussite ou l'échec de l'apprentissage de la lecture (Chauveau, 1989; Bernardin, 1997) ;

– l'importance de la préparation de l'enfant à l'écrit. Cette préparation porte sur le fait de permettre au futur lecteur de comprendre ce qu'est l'écrit, de le mettre en contact avec l'écrit, d'attirer son attention sur les rimes, les lettres (Morais, 1994) ;

– la mise en relief des interactions entre le développement de la lecture et celui de l'orthographe (Mousty-Alegria, 1996) avec l'idée de l'importance encore plus grande de la conscience phonémique pour accéder à l'orthographe;

– la mise en relief de la réciprocité des interactions entre lecture et écriture dans ce sens que l'écriture améliore la lecture et réciproquement. D'où l'importance de travailler les deux simultanément (Morais, 1994; Piérart, 1995) ;

– l'influence de l'apprentissage du langage écrit sur le développement du langage oral et des fonctions cognitives (Kolinsky, 1996; Morais, 1994) ;

– la relation entre le développement parallèle des habiletés métaphonologiques et métasyntaxiques et leur importance dans l'apprentissage du langage écrit (Gombert, 1992).

Développement

Cette synthèse esquissée, nous développons davantage certaines notions qui nous semblent capitales, notamment l'intérêt porté à l'automatisation de l'identification des *mots* avec les questions qui en découlent : comment se réalise le processus d'identification du mot, comment se développe son mécanisme, quelles sont les conditions de son développement.

L'INTÉRÊT PORTÉ À L'AUTOMATISATION DE L'IDENTIFICATION DES MOTS ÉCRITS

Selon Alegria (1995), de nombreux travaux empiriques ont montré que l'identification des mots est cruciale dans l'explication des problèmes de compréhension des textes. Pour cet auteur, l'identification des mots est une condition nécessaire à la compréhension en lecture et il affirme qu'il n'existe pas de bon lecteur qui soit mauvais au niveau des processus d'identification des mots.

Certes, insiste Alegria, la lecture ne se réduit pas à l'identification des mots mais il s'agit d'une étape essentielle pour la compréhension du message écrit.

Comment, en effet, comprendre une phrase si on n'a pas identifié les mots qu'elle comporte, sauf à deviner son sens — ce qui n'est pas de la lecture mais de la devinette.

Stanovich Keith E. (1989) confirme que des problèmes au niveau du processus de reconnaissance des mots sont un facteur critique dans la plupart des cas de dyslexie, que l'efficacité de la reconnaissance des mots rend compte d'une grande partie de la variance de la performance en lecture chez les élèves des petites classes et que, même chez l'adulte, l'efficacité de la reconnaissance des mots rend compte d'une part non négligeable de la variance de l'aptitude à la lecture.

Alegria (1988) admet qu'il est légitime de supposer que les difficultés spécifiques de lecture et les problèmes d'acquisition de cette habileté se situent pour l'essentiel au niveau du traitement du mot écrit.

Plus récemment, Content (1996) est d'avis qu'il y a de bonnes raisons *a priori* de porter notre attention sur les mécanismes de reconnaissance des mots écrits. Cette analyse est renforcée par nombre de recherches qui indiquent que la plupart des lecteurs faibles ont effectivement des difficultés au niveau de la reconnaissance des mots isolés.

Il ressort donc que l'automatisation de l'identification des mots est une condition *sine qua non* pour que soient disponibles des ressources attentionnelles, alors mobilisables pour des activités de traitement de niveau supérieur.

> Reste à savoir comment le lecteur reconnaît un mot ou quel est le mécanisme d'identification des mots écrits.

LES PROCESSUS D'IDENTIFICATION DES MOTS ÉCRITS

Pour Alegria et Morais (1996), les modèles développés par la psychologie cognitive pour rendre compte de l'identification des mots supposent l'existence d'un lexique interne où les mots que le lecteur connaît sont stockés de manière stable. Ce lexique lui permet de comprendre et de produire le langage, tant écrit qu'oral. Identifier un mot écrit consiste à mettre en rapport la représentation écrite du mot avec la présentation interne correspondante.

La question centrale est donc de comprendre comment le lecteur fait pour passer de la série de signes orthographiques qui constitue le mot écrit à sa signification. Les auteurs qui ont étudié les mécanismes de traitement de l'information orthographique ont mis en évidence deux procédures. La première est basée sur une représentation orthographique complète du mot. C'est la *procédure d'adressage*. La deuxième consiste à assembler la représentation phonologique du mot écrit en transformant les lettres et les groupes de lettres en leurs correspondants phonologiques. C'est la *procédure d'assemblage*.

Il est important d'ajouter que seule la procédure d'assemblage est générative, c'est-à-dire qu'elle est la seule à permettre l'identification de mots rencontrés pour la première fois, ou plus généralement, des mots pour lesquels une représentation orthographique stockée n'est pas disponible. Grâce à la propriété de générativité, l'assemblage phonologique constitue un élément essentiel dans l'acquisition de la lecture.

Stanovich Keith E. (1989) analyse ce que les mouvements oculaires révèlent sur la reconnaissance des mots. L'étude du traitement de l'information visuelle au cours d'une fixation montre que le champ visuel correspondant à chaque fixation est quasiment entièrement traité. Il s'avère que les traits visuels ne sont pas échantillonnés superficiellement dans le but de confirmer *des hypothèses,* mais sont traités exhaustivement, même lorsqu'il s'agit d'un mot très prévisible. Il s'ensuit que la lecture efficace nécessite l'utilisation de l'information visuelle contenue dans chacune des lettres présentes dans le champ fovéal.

Toujours selon Alegria et Morais (1996), la procédure d'assemblage phonologique ne doit pas être confondue avec la séquence d'opérations lente et laborieuse, où chaque lettre est transformée en phonème. Cette description caractériserait le déchiffrage du lecteur débutant ou du mauvais lecteur. L'assemblage phonologique du lecteur mûr diffère du déchiffrage sur deux plans, à savoir la nature des unités et la nature du traitement.

Les unités d'assemblage ne sont pas les paires constituées d'une lettre et un phonème, elles mettent plutôt en rapport des ensembles de lettres de taille variable avec les séquences phonologiques correspondantes. La procédure tient compte du contexte intralexical.

La procédure d'assemblage exploite le voisinage des mots ou de morphèmes sur le plan orthographique.

D'une part, un lecteur habile développe une procédure d'assemblage phonologique entièrement automatisée, d'autre part il possède un large répertoire de représentations des mots permettant leur identification directe. Les mots sont *adressés.*

Ce qui précède conduit donc à conclure qu'un aspect essentiel de l'apprentissage de la lecture consiste à développer des mécanismes efficaces d'identification des mots.

LE DÉVELOPPEMENT DES MÉCANISMES D'IDENTIFICATION DES MOTS ÉCRITS

Les auteurs qui se sont penchés sur ce problème s'accordent à reconnaître l'existence de mécanisme d'identification des mots de natures différentes qui évoluent au cours du temps.

Les modèles génétiques nous offrent une description des étapes entre le moment où l'enfant commence à gribouiller sur une feuille et à attribuer une signification à un écrit et le moment où il lit et écrit avec aisance.

Le modèle de Frith (1986) est le plus connu. Il postule l'existence de trois stratégies successives qui mettent en relation des signifiants écrits et des signifiés correspondants :

– *la stratégie logographique* qui met globalement en correspondance le mot écrit avec le signifié correspondant,

– *la stratégie alphabétique* où par assemblage l'enfant associe les lettres pour évoquer un son et de là passer au sens,

– *la stratégie orthographique* qui permet un accès visuel direct au mot par adressage.

Pour Alegria, la conception, suivant laquelle l'acquisition de la lecture traverserait de manière successive et nécessaire les stades logographique, alphabétique et orthographique, n'est pas correcte. Il lui semble plus opportun de parler de procédures d'identification de mots différents qui peuvent coexister sans être nécessairement successifs. Le stade logographique peut ne pas exister dans l'apprentissage systématique de la lecture.

LES CONDITIONS DE SON DÉVELOPPEMENT

Pour la majorité des auteurs déjà cités (Alegria, Morais, Content...), l'évolution du système d'identification des mots passe nécessairement par la mise en relation des unités orthographiques (lettres et groupes de lettres) et des unités phonologiques correspondantes (syllabes, parties de syllabe, y compris les phonèmes).

Alegria précise que ceci permet d'élaborer en premier lieu un système de règles de déchiffrement et, progressivement, un assemblage phonologique automatique qui va jouer le rôle moteur dans le développement de l'ensemble du système.

Cette mise en rapport exige la capacité d'analyse explicite de la parole, notamment l'analyse segmentale. Cette prise de conscience est indispensable pour comprendre le code alphabétique et pour apprendre à lire en mettant en place un système de traduction de l'orthographe en phonologie.

La médiation phonologique joue donc un rôle dynamique majeur dans l'acquisition de la lecture. La procédure d'assemblage phonologique est dans ce modèle un mécanisme d'auto-apprentissage.

Alegria (1996) avance même qu'il n'est pas possible de devenir un lecteur chevronné si les mécanismes efficaces donc automatisés de l'assemblage ne sont pas acquis.

Par ailleurs, il reste à analyser *les rapports entre l'acquisition de la lecture, notamment de l'assemblage, et la conscience phonémique*.

La majorité des études consacrées à ce sujet invoquent un rapport causal et réciproque.

Content, Alegria (1996) parlent d'une causalité circulaire. D'une part, pour apprendre à lire, il faut découvrir le principe alphabétique, ce qui implique la prise de conscience de la structure segmentale de la parole. D'autre part, la capacité de manipulation de segments ne se développe pas en dehors de l'apprentissage de la lecture.

Bertelson (cité par Alegria, 1996) note que la lecture et l'analyse segmentale sont des habiletés composites, c'est-à-dire que chacune d'elles fait intervenir un nombre important d'autres sous-habiletés. La notion de réciprocité correspondrait au fait que les habiletés métaphonologiques précoces prédisent la réussite dans l'acquisition de la lecture et favorisent cette dernière si elles sont entraînées. La lecture, à son tour, révèle des habiletés qui ne se seraient pas manifestées sans cette sollicitation. En d'autres termes : l'apprentissage de la lecture passe par la découverte et l'utilisation du principe alphabétique de correspondance entre lettres et phonèmes.

Pour Morais (1994), l'impulsion à la lecture est donnée par l'activité de décodage. La capacité de décodage est une sorte de propulseur dont la seule fonction est de mettre sur orbite les processus du lecteur habile.

L'accession à cette procédure alphabétique nécessite la segmentation de la parole en unités minimales que sont les phonèmes. Cette habileté suppose un certain niveau métalinguistique ou capacité de prendre du recul par rapport à la langue orale pour l'analyser. On considère actuellement, notamment Lecoq (1991, 1992), comme base indispensable un SRT ou Système de représentation et de traitement de l'information phonologique. Ce système est constitué d'une base minimale de connaissances phoniques procédurales qui va s'enrichir et se complexifier au fur et à mesure de l'apprentissage de la lecture. Cette représentation, pour être opérationnelle, doit comporter une composante mnésique permettant à l'enfant de récupérer de l'information dans son lexique mental et de gérer les contraintes des épreuves phonologiques auxquelles il est confronté. Il s'agit d'une mémoire de travail minimal.

Un troisième élément important dans l'acquisition de la lecture serait la rapidité et la précision avec laquelle l'enfant est capable d'accéder à son lexique mental et de procéder à des dénominations rapides.

Morais (1994) constate que les lecteurs déficients présentent incontestablement un déficit considérable dans l'habileté d'analyse phonémique intentionnelle et ce malgré un entraînement phonique intensif dans l'apprentissage de la lecture.

Pourquoi?

Selon Morais, les déficits d'analyse phonémique consciente résultent vraisemblablement d'anomalies plus profondes du système phonologique, notamment des anomalies dans la perception de la parole au niveau catégoriel qui les empêcheraient de percevoir clairement les distinctions entre phonèmes.

Cette hypothèse perceptive est corroborée par les travaux de Tallal (Chambon, 1996) qui met en relief la difficulté qu'éprouvent des enfants ayant des problèmes de langage à distinguer des syllabes proches telles que *ba* et *da* dont la prononciation ne dure que quelques secondes. Tallal verrait là une cause de la dyslexie. Elle suppose que le cerveau de ces enfants est incapable de traiter les informations qui se succèdent au rythme de quelques secondes, d'où la nécessité d'un entraînement progressif.

Préconisée également par Kolinsky (1996), l'hypothèse d'un déficit perceptif dans les représentations phonologiques est intéressante théoriquement, puisqu'elle soulève la question des liens entre la perception et la production de la parole d'une part et la conscience phonémique d'autre part, et peut avoir d'importantes conséquences sur les possibilités de remédiation. Il semblerait qu'un entraînement du lecteur déficient à la discrimination phonétique puisse améliorer d'abord cette capacité, puis l'habileté d'analyse phonémique consciente. L'entraînement conjoint de celle-ci permettrait enfin d'améliorer le décodage phonologique dans la lecture. Ces premiers résultats sont encourageants et renforcent l'idée qu'un déficit aussi spécifique que celui rencontré chez les jeunes lecteurs déficients nécessite des interventions elles-mêmes spécifiques et théoriquement justifiées.

SYNTHÈSE

Au cours de ce chapitre introductif, nous avons insisté sur le rôle de l'assemblage et des préalables métaphonologiques dans l'acquisition de la lecture. Ces deux aspects forment un départ qui va rapidement se faire oublier pour s'intégrer dans l'acte de lire dans sa totalité. Cette dernière peut se définir comme un processus complexe d'identification ou de décodage des mots et de compréhension des phrases et des textes, réalisé par un sujet — à une vitesse moyenne, en fonction de ses représentations (c'est-à-dire la signification qu'a pour lui la langue écrite) — et mû par un but (un projet personnel ou collectif).

L'acte de lire suppose d'une part *une réflexion métacognitive* sur l'écrit et la lecture c'est-à-dire sur la nature, les fonctions de l'écrit et la manière de l'acquérir ; d'autre part, *une réflexion métalinguistique*, c'est-à-dire une conceptualisation du langage parlé, une prise de conscience explicite de ce dernier et une réflexion à propos des relations entre l'oral et l'écrit. L'acte de lire fait intervenir *des compétences grapho-phonologiques* et demande de pouvoir faire la synthèse et l'analyse d'un groupe de phonèmes, de graphèmes, de syllabes.

Interviennent également *des discriminations visuelle et auditive*. En effet, afin d'identifier les mots rapidement, il faut pouvoir détecter les différences et les similitudes entre les sons et les lettres.

Un bon lecteur tient compte également des indices graphiques des formes écrites. Il se constitue un capital-mots (représentations orthographiques) qu'il stocke dans sa mémoire.

Il développe *sa capacité lexicale* qui vise à mettre des réalités sous les mots. La création de sens provient des concepts, des notions que le langage utilise constamment. Cette capacité a une relation très nette avec le capital culturel des personnes. Il se développe grâce aux échanges linguistiques entre l'enfant et son milieu. La stimulation linguistique écrite ou orale de l'environnement joue donc un rôle très important.

Le lecteur doit par ailleurs porter son attention sur *les structures* de la langue parlée ou écrite, connaître certaines règles de concordance grammaticale telles que genre, nombre, temps, mode... ou encore les règles syntaxiques.

L'acte de lire suppose que le lecteur soit capable de s'imprégner de la signification substantielle d'un texte, d'établir des correspondances avec ses expériences antérieures. Un bon lecteur est capable de s'adapter à tous les types d'écrits et d'adapter ses stratégies de lecture en fonction de la nature du texte, de ses connaissances générales, de *sa connaissance du monde* (Ellis, 1989) et surtout de son projet de lecteur.

Enfin, l'apprenti lecteur doit être disponible mentalement et affectivement pour se lancer avec plaisir dans cette aventure que constitue l'accession à la lecture qui va lui ouvrir les portes d'un monde nouveau.

LE BIEN-FONDÉ DU LIVRE

Élaboré sur une intuition clinique avant qu'on ne dispose des connaissances actuelles sur l'acte de lire, le procédé, le matériel et l'esprit du livre rejoignent les grandes idées développées dans ce chapitre :

– ils exercent les deux voies d'accès à la lecture, notamment la voie d'adressage basée sur un déchiffrage, ou assemblage, devenu automatique;

– ils prennent en considération le mot comme unité de départ pour arriver à la phrase et au texte;

– ils mobilisent et élargissent le stock lexical dans sa représentation orthographique, ce qui augmente la facilité de l'adressage et établit les bases de l'activité d'écriture;

– ils exercent la faculté de discrimination rapide et de ce fait affinent la perception phonético-graphique et grapho-phonétique dont on a souligné l'importance;

– ils établissent un lien entre l'oral et l'écrit en débouchant sur l'orthographe, ils enrichissent la langue en offrant une palette de situations langagières diverses;

– ils suscitent la réflexion sur le langage en affinant la prise de conscience de la valeur des sons et des lettres d'un mot, en développant les procédures d'analyse au niveau de la syllabe du mot, de la phrase;

– ils présentent l'acte de lire comme un entraînement dont l'efficacité est tangible.

Le fait de lire à plusieurs reprises le même matériel a pour effet de constituer des automatismes de lecture au niveau de l'adressage, ce qui libère le lecteur pour qu'il porte son attention sur le contenu. Ceci rejoint la conception selon laquelle plus le lecteur est en contact avec les mots, plus ceux-ci sont familiers et adressés.

Par ailleurs, nous partons préalablement de la représentation que se fait la personne de la lecture et de l'acte de lire, et nous lui fournissons les indications techniques qui vont l'aider à analyser les mécanismes inclus dans l'acte de lire — et par là à mieux comprendre la portée du travail que nous lui proposons.

Ceci rejoint l'idée que la conception que l'on se fait d'une matière, d'une tâche en conditionne la réussite.

La lecture commence par un acte technique que l'on peut entraîner au même titre qu'un entraînement sportif. Elle perd son aspect d'arbitraire de mystère.

Savoir et comprendre pourquoi l'on fait ce que l'on fait bande les énergies, suscite la motivation et engendre le plaisir d'être à la hauteur de la tâche.

2

LA DESCRIPTION DE LA MÉTHODE ET LES MODALITÉS D'UTILISATION DE L'OUVRAGE

Ce livre se veut une méthode d'entraînement systématique à la lecture conçue au départ pour aider les lecteurs malhabiles dits «dyslexiques».

Il peut très bien s'utiliser comme manuel de perfectionnement, analogue aux gammes que l'on s'applique à exécuter pour devenir virtuose.

Il comporte à la fois une manière de faire et un matériel à exercer.

La manière de faire

Elle consiste à soustraire aux yeux du lecteur les éléments à lire au moment où il les lit. Ceci habitue le lecteur à saisir un ensemble d'un seul coup d'œil et le force à le structurer mentalement puisqu'il est démuni de tout support visuel. Ensemble qu'on allonge peu à peu au fur et à mesure des progrès.

L'apprenti lecteur est ainsi obligé de «se lancer» dans la lecture comme s'il se jetait à l'eau, son regard s'habitue peu à peu à «se décrocher» de la syllabe, il abandonne son pas à pas cloisonné pour survoler de plus en plus rapidement un ensemble qui du même coup prend son relief et son sens.

Si au début le lecteur semble désarçonné par ce genre d'exercice, après un temps, souvent très court, l'activité lexique s'améliore significativement dans le sens de la correction, de la rapidité, de la compréhension et, effet non négligeable, s'y ajoute le plaisir.

Nous expliquons au lecteur qu'il va lire de façon amusante, qu'il va lire «par cœur». Pour l'habituer, nous lui présentons un élément très court : une syllabe simple (*pa-op-li*) qu'on expose un bref instant, qu'on soustrait au regard ensuite en disant : «Lis ce qui est caché». Si l'apprenti n'y parvient pas, nous nous assurons qu'il n'est pas arrêté dans son opération lexique par une méconnaissance du code.

Nous revoyons de la sorte les graphies complexes (*ou-on-ail-oin*, etc.) et certaines règles phonétiques conventionnelles (*ga-ge-gue-geon*, etc.). Quand il n'y a plus aucun accrochage à ce niveau, c'est-à-dire lorsque le symbolisme du code est assimilé, nous procédons à l'entraînement proprement dit à l'aide du matériel composé à cet effet.

Nous avons soin de présenter chaque fois une *unité*, c'est-à-dire au minimum la syllabe s'il s'agit de logatomes, par exemple *lo-lu-lo-la*, ou le mot entier s'il s'agit de mots. Cette unité va en s'élargissant pour embrasser une suite de mots (rhèses) qui forment un tout significatif quand il est question d'une phrase.

Présentation du matériel

Le matériel se compose de différents types d'exercices groupés en deux catégories : *exercices à l'aide d'un matériel non doté de signification* et *exercices à l'aide d'un matériel significatif.*

LE MATÉRIEL NON SIGNIFICATIF COMPORTE

– Des exercices préparatoires à la réversibilité portant sur les phonèmes :
  – isolés,
  – mélangés,
  – voisins rapprochés,

présentés sous la forme des structures de plus en plus longues.

– Une approche de la réversibilité :

Exemple *a, da, ra, dra, dar, arda, darda, radra, radera, ardara, dardara.*

– Le tableau des graphies complexes.

– Une approche des sons complexes à partir d'un élément commun :

Exemple *a, an, al, ain, ail, aille, au, ial, ia.*

– Des structures complexes mélangées : révision.

LE MATÉRIEL SIGNIFICATIF COMPORTE

– Le rapprochement des similitudes partielles :

– soit la différence consiste en *l'addition d'un élément* :

Exemples

taire - traire
laine - plaine

– soit la différence consiste en la *substitution d'un élément :*

Exemples

neige - beige
beige - bouge

– Des similitudes partielles en cascade :

Exemples

sertir, sortir, sentir,
port, fort, mort, sort, tort...

– La réversibilité partielle ou totale (mots pairés) :

Exemples

rude, dure
rimer, mirer
nage, ange

– Une approche successive d'un mot (ascendante ou descendante) et sa réversibilité :

Exemples

même, mule, meule
feu, file, fille, feuille
marais, miras, mari, maire, mire
mare, mire, rame

– La reconnaissance rapide d'une syllabe ou d'un mot dans l'ensemble de structures analogues.

– *La lecture de phrases dont les mots prêtent à confusion*, soit qu'on multiplie les structures approchantes ou les structures inversées. Voici quelques exemples de ces phrases :

Exemples

le train traîne
la bonne sonne
ce lieu est loin

Remarque

Ces phrases inattendues, faites d'allitérations, ont pour effet d'amuser les adolescents. Elles constituent une «forme ludique» du langage écrit; elles habituent le sujet à adopter un certain rythme lexique; le caractère insolite contribue à alerter l'esprit critique du lecteur. Ces phrases peuvent également servir de base à la rééducation de l'orthographe.

– *La lecture de textes courts* : nous abordons ensuite des exercices de lecture rapide à partir de textes brefs et simples qui se présentent sous la forme de comptines et de poèmes. Les répétitions nombreuses, le rythme, les rimes et la mélodie guident le lecteur et l'entraînement à l'opération d'adressage. En même temps, la disposition du texte (rhèses courtes) sollicite l'habitude des «prises uniques» et aide le sujet à lire avec intonation. Ces textes favorisent également chez l'enfant l'éclosion du sens du rythme de la phrase.

– *La lecture de mots de plus en plus longs d'une même famille* : cette lecture est facilitée par le fait que l'élément de base commun à la série rend plus aisée l'appréhension des séquences plus longues. Cet exercice a également l'avantage d'enrichir le vocabulaire tout en initiant au mécanisme de la formation des mots.

Exemples

fil, file, filer, filon, filet, fileur, fileuse,
filetage, fileter, filature, filateur

– *La lecture de phrases à structures similaires* : les éléments communs à la série favorisent la rapidité de la lecture, tandis que les éléments différenciés apprennent au sujet à ne pas deviner mais à faire attention à ce qu'il lit.

Exemples

c'est le tableau	je le dis
c'est un tableau	je te dis
c'est mon tableau	je lui dis
c'est le stylo	tu lui dis
c'est mon stylo	tu me le dis...

– *La lecture des textes* : parallèlement à ces exercices qui servent de «gammes», nous abordons la lecture de textes, selon le même procédé. Nous présentons d'abord des textes dont la disposition typographiques est conçue en rhèses de plus en plus longues. Ceci facilite l'exposition et «l'occultation» des éléments à lire.

Nous passons ensuite à la typographie habituelle. Nous cachons ce qui doit être lu. Après deux à trois paragraphes, le sujet est invité à le faire lui-même. Il s'exécute en général volontiers car il a pris goût à ce procédé qui lui facilite la lecture. Quand l'activité lexique semble aisée, courante, nous combinons la lecture normale (non occultée) et la lecture voilée.

– *Lecture de mots, phrases, textes soudés :*
  – mots soudés,
  – phrases soudées,
  – textes soudés.
– *Des phrases disloquées.*

Exploitation du matériel

Le matériel non significatif. — Nous partons de logotomes pour automatiser le déchiffrage et le rendre de plus en plus rapide. Dans un premier temps, nous procédons par syllabes, ensuite nous allongeons le nombre de syllabes à appréhender de mémoire. Au cours d'une même séance, on fera 1 ou 2 minutes d'exercices à l'aide du matériel non significatif.

Le matériel significatif. — Les exercices sont de difficultés croissantes. On part de paires de mots très semblables pour aborder la réversibilité et arriver à la phrase et au texte. Chaque type d'exercices a son objectif précis et l'ensemble se complète.

La progression. — Au cours d'une même séance, on exploitera des exercices différents sans se cantonner à une catégorie.

Recours au chronomètre. — On utilisera un chronomètre pour que le lecteur se rende compte de l'amélioration de ses performances.

L'entraînement. — Chaque exercice sera effectué plusieurs fois en suivant pour améliorer l'adressage dans sa correction et sa rapidité. On retiendra que l'adressage rapide et automatique est le résultat de fréquentes expositions. Le mot ou le groupe de mots doivent être adressés d'un coup d'œil. Ceci constitue l'aboutissement et l'objectif de l'entraînement. Le procédé qui consiste à cacher du doigt le mot à lire au moment où le lecteur le lit peut paraître contraignant au début. D'où la nécessité d'en expliquer la raison et de clarifier le but de l'entraînement. À cet effet, je parle des techniques de base de l'acte de lire qui sont *le déchiffrage*, *l'assemblage* ou la combinatoire et *l'adressage*. J'explique à quoi correspondent ces termes et je dis : « Maintenant nous allons *déchiffrer*, maintenant nous allons *adresser*, c'est-à-dire faire en sorte que le mot nous entre directement dans la tête… ou dans l'œil ». Le procédé est abandonné dès que la vitesse de lecture s'améliore. Dès la première séance, on peut aussi expérimenter les scores de vitesse obtenus en substituant les mots et en ne les cachant pas. À la fin d'un entraînement, un des objectifs à atteindre est que le score de vitesse soit identique en cachant et en ne cachant pas.

La mise en pratique

LES FAÇONS DE LIRE

Exemple

L'apprenti choisit une colonne de mots, l'entraîneur se place à la gauche du lecteur, ceci pour ne pas encombrer le champ visuel. L'occultation se réalise au moyen du doigt. Elle doit être discrète, dosée et souple. Le lecteur doit avoir le temps de regarder la structure à lire, on la cache ensuite. Ce procédé d'occultation demande un certain entraînement de la part de l'entraîneur.

Les écueils à éviter sont :

– de cacher trop vite : le lecteur n'a pas le temps de voir;
– de cacher après lecture, ce qui ne sert à rien;
– de cacher de façon saccadée ce qui énerve le lecteur et entrave la lecture.
L'idéal étant que l'élégance du geste le fasse oublier.

L'entraînement comporte une série d'étapes.

La première consiste *en une lecture alternative*. Chacun à notre tour, nous lisons un mot, par exemple : *basse, brasse*. Je lis «basse», en cachant le mot que je lis, je cache «brasse» juste un peu avant que mon partenaire le lise. Si la lecture n'est pas exacte, je remontre brièvement le mot, je le recache, le lecteur le relit. Si le deuxième essai n'est toujours pas couronné de succès, je dis «déchiffre-le». Une fois correctement déchiffré, je le réadresse pour qu'il soit perçu mentalement.

On a ainsi plusieurs étapes de lecture :

Première lecture. — La colonne de mots est soit déchiffrée soit adressée lentement selon l'habileté de l'apprenti.

Deuxième lecture. — Elle concerne le sens. Nous nous assurons que chaque mot est compris. L'avantage de la présentation de mots dépourvus de contexte est d'élargir le champ sémantique. C'est en effet l'occasion de réfléchir sur la langue et d'accroître son réservoir de mots ou stock lexical.

Exemples

Tour
un tour, *la* tour
Lasse
Si je l'écris, *lace* a un autre sens
Place
Tantôt nom, tantôt verbe.

Troisième lecture : entraînement à la vitesse. — Nous partons d'un pronostic de temps formulé de la façon suivante : «En combien de temps allons-nous lire cette colonne de mots? » Chacun note son estimation préalable. On démarre la lecture, chronomètre à l'appui. Chacun lit son mot. Si on a lu le tout en

12 secondes, on relit la même colonne de mots pour gagner *x* secondes en se donnant un score de gain au préalable et en établissant des stratégies pour accélérer la lecture. Par exemple : « Cette fois nous allons lire le tout en 10 secondes, mais comment faire pour gagner ces secondes ? » C'est l'occasion d'analyser la façon dont on a lu, de vérifier les mots qui *sautent directement dans l'œil* et ceux qui restent *accrochés*. On stoppe l'exercice quand on a obtenu le gain qu'on escomptait. À la fin de la séance et à la séance suivante, on relit la colonne et on vérifie que le gain reste acquis. Il ne s'agit donc pas d'un petit effet de la mémoire.

Quatrième lecture : lecture en solitaire. — Cette fois, le lecteur est invité à lire tout seul toute la colonne de mots. On l'aide en *cachant* puis il lit sans occultation. La même colonne est lue plusieurs fois en se fixant préalablement des scores de vitesse.

Cinquième lecture. — On relit les mots en y ajoutant des indices morphologiques. Exemple : *roule, moule* = je roule, une moule, ça roule, un moule.

Sixième lecture. — On relit les mots en leur imprimant rythme, mélodie et accentuation. On trouve une dizaine de façons de lire pour que le lecteur expérimente que lire, c'est un acte de *création* et non de subordination.

DU LIRE À L'ÉCRIRE

Au niveau des mots

Cet exercice de lecture peut déboucher sur l'écrit et constituer une tâche de mémoire.

Exemples

• On se rappelle les paires de mots, on les écrit, on met les mots dans une phrase en se remémorant leur polysémie : par exemple, *je fais le tour de la tour*.

• Exemple de deux mots pairés : *taire, traire*.

On verbalise leur ressemblance et leurs différences. On ferme les yeux, on revoit mentalement les deux mots avec leur ressemblance et leurs différences.

<u>Pour le mot *traire*</u>

– On supprime le *r*, on a *taire*.

– Cela permet d'exploiter les sens de *terre, taire*.

<u>Pour le mot *taire*</u>

– On supprime le *a*, on a *tire*.

– On remplace le *t* par un *f*, on a *faire*.

Au niveau des phrases

Les phrases dont les mots prêtent à confusion

Exemple : *la tuile huilée luit sous la pluie*. Répéter la phrase par cœur, ce qui constitue un excellent exercice d'articulation, en comprendre le sens, l'écrire par cœur, la copier.

Les poèmes

Les apprendre par cœur, les lire de plusieurs façons différentes, en inventer soi-même.

Les comptines

Les lire en comptant sur ses doigts; les lire de plusieurs façons en accentuant le début, la fin, en chantant, en marchant.

Les phrases à structures similaires

– Faire prendre conscience qu'une lettre ou un mot change complètement le sens de la phrase.
– Lire en exprimant que l'on comprend l'énoncé, en accentuant la différence.

Exemples je vois l'argent, je vois l'agent.
il m'a parlé, il t'a parlé.

Les textes

Face à un texte, on peut :
– en faire la synthèse,
– se poser des questions ouvertes et/ou fermées quant au contenu,
– trouver plusieurs titres,
– justifier le rapport entre le titre et le texte,
– dessiner le texte et/ou se l'imaginer en photo,
– le raconter avec le plus de détails possible,
– le raconter avec le moins de mots possible,
– trouver *x* façons différentes de le lire.

Les boutades

– Expliquer ce qui fait rire, en quoi l'histoire est drôle.
– Raconter la boutade en faisant ressortir le côté niais.

Les mots, phrases, textes soudés

Ces exercices constituent une sorte d'«apothéose» qui met en branle l'ensemble des processus cognitifs activés dans l'acte de lire.

En un mot, l'ensemble du matériel peut donner lieu à des exercices extrêmement ludiques et créatifs. Logatomes, mots, phrases, textes : mission nous est confiée de ne pas les laisser objets inertes, enfermés dans un livre, mais de leur donner vie. Ils n'attendent que ça.

Élargissement du champ d'application : suggestions d'exploitation

Outre le but direct visé par cette *méthode de lecture* — spécialement conçue au départ pour perfectionner l'activité lexique *des lecteurs « barbotants »*, qui stagnent depuis des années au stade d'un assemblage qui ne s'automatise pas — ce livre offre de multiples possibilités d'exercices tant au niveau du langage oral que de l'expression écrite.

Ces exercices sont susceptibles d'intéresser aussi bien des sujets dont la fonction linguistique est perturbée, enfants, adolescents, adultes, que des enfants et des adolescents qui n'éprouvent pas de difficultés particulières à assimiler la langue mais qui trouveront dans le livre une occasion d'affiner leur outil.

Quelles sont ces possibilités? Nous envisageons ici quelques ressources au niveau du langage oral et du langage écrit. Il s'agit de suggestions à exploiter selon le but poursuivi. Les nombreux exercices oraux que nous avons mentionnés constitueront également une aide précieuse dans la rééducation des troubles du langage oral :

– dyslalies et dysarthrie (exercices articulatoires),
– bredouillement (exercices articulatoires, de vocabulaire, de phraséologie),
– bégaiement (exercices de fluidité verbale, de phraséologie, d'articulation),
– aphasies, dysphasies et séquelles de retard du langage.

LE LANGAGE ORAL : AU NIVEAU DE L'EXPRESSION

Exercices d'articulation

– La lecture ou la répétition rapide des groupes de syllabes similaires telles que *li, il, la, lu, ul, liéla, lolaiiéla,* etc.

– La lecture ou la répétition de mots à similitudes partielles : *grain-groin, grever-crever, malle-maille*, etc.

– La lecture ou la répétition de phrases contenant des mots à structures complexes : *ce staticien perspicace mais efficace manie la statistique avec l'exactitude des hommes de science.*

– La lecture ou la répétition de phrases à structures similaires :

À qui parles-tu ? *De qui parles-tu?*

Ces exercices constituent une gymnastique articulatoire amusante qui favorise la souplesse et la netteté de l'articulation.

Exercices d'attention, de mémoire et de répétitions

La quasi-totalité du matériel proposé se prête de manière excellente à des exercices d'attention et de mémoire.

Ces exercices peuvent s'effectuer de la façon suivante :

– On émet des structures sans signification, de plus en plus longues, des phrases à structures similaires, des comptines, des fragments de poèmes ou des textes.

– Le sujet doit apprendre à les répéter fidèlement en respectant l'ordre des syllabes s'il s'agit de structures non significatives, en reproduisant le mot-à-mot s'il s'agit d'un ensemble significatif.

Exercices de fluidité verbale

Rapprochements formels entre les mots

Cet exercice est destiné à susciter le potentiel linguistique du sujet en l'incitant à établir des rapprochements formels entre les mots.

Les développements concernant le «Rapprochement de similitudes partielles» (*cf.* p. 54), les «Similitudes partielles en cascade» (*cf.* p. 84), la «Réversibilité partielle ou totale» (*cf.* p. 92), se prêtent particulièrement à cet exercice, qui peut s'effectuer de la façon suivante :

– On émet un mot (par exemple le mot *paire*).

– Le sujet est invité à en former un autre :

  – en ajoutant un élément : *paire-plaire, rose-prose, ose-pose, paquet-parquet*;

  – en y substituant un élément : *neige-beige, coin-foin, carreau-barreau.*

Formation de mots à partir d'un élément commun

On donne un élément commun à partir duquel le sujet est invité à assembler le plus de mots possible. Exemple : *otte = botte, sotte, crotte, flotte.*

Initiation à l'aspect rythmique du langage

On donne le début d'une comptine ou des *bouts rimés*, le sujet doit essayer de continuer l'élaboration en respectant le rythme et la rime.

Exemple : *Dans le bosquet un perroquet se balançait et pérorait...*

> On obtient ainsi d'autres comptines que celles du livre, ce qui amuse beaucoup l'adolescent et l'aide à ressentir le rythme du langage.

Exercices de vocabulaire

Tous les chapitres du livre sont susceptibles de se prêter à des exercices de vocabulaire et d'extension du champ sémantique. Voici quelques possibilités :

Exercices de définition

– Le sujet lit une colonne de mots pairés.

Il explique ensuite la signification de chaque mot en l'introduisant dans une phrase ou en donnant une définition.

Exemples

taire-traire

– *En classe il faut se taire* (ne pas parler).

– *La fermière va traire la vache* (lui tirer le lait).

Bond-Blond

– *Le singe a fait un bond* (bondir ou sauter).

– *Un enfant blond* (aux cheveux blonds).

Exercices de dérivation et initiation à la sufflixation et à la préfixation

On se reportera surtout au développement sur la «Lecture de mots de plus en plus longs d'une même famille» (*cf.* p. 214).

Exemples

• **Le mot «banane»**

On part d'un mot qu'on propose au sujet (ex. : banane) : le sujet est prié de donner des dérivés soit qu'il les trouve spontanément et qu'il en explique la signification, soit qu'on l'aide par des questions.

La plante qui porte les bananes, *un bananier*; une plantation de bananes, *une bananeraie.*

• **Parallèlement, on fait sentir au sujet le sens des suffixes :**

– **ier** qu'on retrouve dans *pommier, poirier*;

– **aie**, **eraie** qu'on retrouve dans *pin, pineraie, rose, rosier, chêne, chênaie*;

– **ette**, diminutif qu'on retrouve dans *bûche, bûchette, fourche, fourchette, couche, couchette*;

– **er**, *bûche, bûcher.*

• On demande ensuite de **former des mots à l'aide de suffixes proposés**.

• On fait découvrir **les sens ou le sens de chaque suffixe et de chaque préfixe**.

Exercices de phraséologie

Imprégnation et transposition de phrases et de textes

– On lit oralement une phrase au sujet qui la répète fidèlement.

– Ensuite il la transpose ou la paraphrase.

Exemples

Le couloir du rez-de-chaussée séparait la cuisine du magasin.

peut être transposé

Le magasin était séparé de la cuisine par un couloir.

– Le texte une fois lu entièrement est ensuite résumé en entier.
– Le sujet est également invité à répondre aux questions précises qu'on pose à propos de ce qu'il vient de résumer.

Suscitement de l'esprit de synthèse

– On lit oralement un texte entier au sujet qui doit le résumer le plus clairement possible.
– On lui demande ensuite de trouver un ou plusieurs titres adéquats qui expriment la teneur essentielle du texte.

Exercices de compréhension

Compréhension des boutades et histoires drôles

– On lit ou on raconte une boutade.
– Le sujet doit expliquer ce qu'elle a de drôle.

Compréhension des données subtiles du langage

Cet exercice a pour but de faire sentir au sujet toutes les nuances de la pensée. On utilisera le matériel du développement sur la « Lecture de phrases à structures similaires » (*cf.* p. 219) :
– on énonce les phrases;
– le sujet expliquera les nuances impliquées dans chaque énoncé.

Exemples

– c'est ton vélo, c'est son vélo, c'est le vélo;
– je ne vois pas au tableau;
– je ne vois pas le tableau;
– je ne vois que ton tableau;
– je ne vois qu'au tableau, etc.

LE LANGAGE ÉCRIT

La lecture

On se reportera intégralement au premier chapitre du livre. Le but de la méthode est l'acquisition d'une lecture rapide, correcte, nuancée, tant au niveau des mécanismes de l'acte lexique qu'en ce qui concerne l'accession à la compréhension d'un texte lu.

L'orthographe

L'orthographe phonétique

Établissement des structures phonético-graphiques des plus simples au plus complexes. — Les « Exercices à l'aide du matériel non doté de signification » (*cf.* 2ᵉ partie, chapitre 1, p. 33) permettent de structurer les bases phonético-graphiques de l'orthographe, puisqu'ils proposent une révision de chaque phonème et de sa transposition graphique. Pour les dysorthographiques qui peinent au niveau des sons complexes, la lecture puis la dictée des structures du développement sur l'« Approche des graphies complexe » (*cf.* p. 46) sont particulièrement utiles. Le développement qui concerne les « Structures complexes mélangées » (*cf.* p. 51) présente un exercice écrit où le sujet doit faire appel à ses connaissances phonétiques et sémantiques, puisqu'on lui demande de trouver un mot dans lesquels interviennent les graphies proposées :

Exemples

pho → photo

ges → geste

ution → résolution

Correction des omissions et des confusions kinétiques. — La dictée, suivie de la répétition orale et de la transcription de structures sans signification de plus en plus longues, permet une prise de conscience de la succession des syllabes d'un énoncé. Cet exercice favorise l'intégration phonético-graphique.

***Révision des règles phonétiques* : c-ç, g-ge-gu, s-ss.** — Le matériel proposé peut servir de base à l'apprentissage ou à la consolidation des règles phonétiques suivantes : le jeu de la cédille, le jeu du e ou du *u* après le *g*, le jeu du *s/ss*.

L'orthographe d'usage

Divers éléments du matériel décrit dans ce livre assurent une amélioration de l'orthographe d'usage.

Révision des mots à structure complexe. — On donne une structure au sujet qui l'introduit dans un mot :

Exemples

oxy → oxygène

exa → examen

onseil → conseil

Épellation des mots. — On prend des mots au hasard, on les montre un bref instant au sujet, il est ensuite prié d'en épeler mentalement chaque lettre.

Reconnaissance mentale des éléments qui différencient les similitudes partielles. — Oralement, après lecture, on demande au sujet ce qui différencie une paire de mots (paire qu'on a soustrait à son regard) :

Exemples

paire/plaire : le sujet doit trouver le plus vite possible et mentalement que dans plaire on a un *l* après le *p*.

singe/signe : déplacement du *n*.

biche/niche : substitution du *n* au *b*.

Suscitement de mots nouveaux à partir d'un mot donné

– Par suppression d'un élément indiqué à l'enfant ou recherché par lui.

Exemples

– On donne le mot *drame*.

– On dit au sujet : « Supprime une lettre, celle que tu veux. Qu'est-ce que tu obtiens ? » drame → *rame* ; drame → *dame*.

– « Supprime la première lettre, la deuxième », etc.

– Par addition d'un élément indiqué au sujet ou choisi par lui.

Exemples

pou → pour
roue → rouet
→ proue

– Par substitution d'un élément indiqué au sujet ou choisi par lui.

Exemples

poule → moule

panier

– « Change n'importe quelle lettre pour un nouveau mot » : panier → *papier*.

– « Change la première lettre » : panier → *manier*.

– Par intervention d'un élément indiqué ou choisi.

Exemples

paire → parie
singe → signe

Découverte de mots enchâssés. — Cet exercice a pour but de faire prendre conscience au sujet de l'importance de chaque lettre dans un mot.

Exemples

sauce → *sac, suc, seau, cause.*

grange → *range, gare, gagne, gange, an, âge, nage, gage, rage*, etc.

Remarque

Dans le cas de grande *rigidité* linguistique, les exercices précédents peuvent s'effectuer d'abord à partir de lettres mobiles. On donne alors, en désordre, les lettres constitutives d'un mot (exemple : P I A L E R), que le sujet doit ranger de façon à composer un mot significatif (par exemple, *plaire*). Une fois ce mot constitué, on le convie à effectuer toutes les opérations décrites précédemment (soustraction, addition, substitution, intervention, etc.). Cette manipulation concrète constitue un premier stade qui doit être suivi rapidement du stade de *l'anticipation mentale*. Ce qui exige de la part du sujet une plus grande plasticité intellectuelle et linguistique pour prévoir ou imaginer le mot nouveau engendré par les conversions demandées. Ce genre d'exercice est particulièrement salutaire chez les dyslexiques-dysorthographiques qui acquièrent ainsi plus de souplesse verbale.

L'orthographe de raisonnement et l'analyse du langage

On se reportera surtout au développement concernant la «Lecture de phrases à structures similaires» (*cf.* p. 219).

Phrases raisonnées. — Ces phrases peuvent être dictées. Avant de les écrire, le sujet devra en expliquer la nuance, en trouver le verbe, le sujet, exprimer le temps du verbe, etc.

Exemples

je me peigne (peigner), *il me peint* (peindre), *il me peint* (*il* est le sujet), *tu me peins* (*tu* est le sujet), etc.

Recherche de la nature des mots. — Cet exercice peut se réaliser à l'aide des phrases précédentes ou à l'aide de mots.

Exemples

taire/traire = verbes

bond/blond

bond = un bond = nom
blond = un enfant blond = adjectif

bave/brave
il bave = verbe
la bave = nom
un brave = nom
il brave l'ennemi = verbe
il est brave = adjectif

On sensibilisera le sujet au caractère aléatoire de la nature des mots qui peuvent selon le cas revêtir plusieurs natures différentes.

L'expression

Initiation à la rédaction. — Par des exercices d'imprégnation de phrases, de poèmes, de textes que l'enfant se dicte après répétition et prise de conscience du sens et des rapport qui existent entre les mots, par des exercices de transposition de phrases.

Initiation à l'aspect ludique et rythmique du langage. — Par mémorisation et imitation de poèmes, de comptines, par recherche de rimes.

II

Le matériel et les exercices

C'est à dessein que le livre se présente sous des typographies diverses, ceci dans le but d'habituer le lecteur à s'adapter à tous les types de caractères et d'assouplir davantage la flexibilité de sa lecture.

3

EXERCICES À L'AIDE DU MATÉRIEL NON DOTÉ DE SIGNIFICATION

Consignes

– Déchiffrer une première fois en divisant en syllabes.

– Relire en augmentant la vitesse (chronomètre).

– Relire en scandant les syllabes.

– Relire en *jouant avec les sons*, par exemple : les chanter, accentuer telle ou telle voyelle…

– Recto tono.

– Moduler sur tous les tons.

1. Exercices préparatoires à la réversibilité

A) PHONÈMES ISOLÉS

li il al la lu ul ol lo

ali ula lua ola lia alo

lula alula luala alulo lilo

ali lia alia liala aliala

lola lolila lilola alolila loluala

lia léa léali lialé lélia

lulola olulola liolalu luolali

liélala lalola alolula lolalua

élialalo lolaliéla ulalolalalu

olulilaléla alilolalua.

★

ra ar ara ri ir iri

or ro oro ur ru uru

rua aru oro roru rora orora irori

rura aria riara

ariara riaro rorarari roarari

iriro rirori orarura

rurarora oriraru

fa af afa of fo ofo

fifo fafu afafu ofifafa fafifo ofifafo ofafifa

★

ta at ota tato otatu

tatuo otatu toatatu utatuta

otituté otatuo tiatota tiatotato

★

mi ami mo omo

amimo omuami mimoma

omamima umomimé omamuma

★

no ono onona

onanuné oninuna onuanino

oninunaé nunionanu ononinanu

★

va av ava ivi ovo

ovavu ovavua oviva ovavuo

vuovavo ovavua ovivavo

ovavivao avavoviva

B) PHONÈMES MÉLANGÉS

rami mira rima mari amira arima

maro romari riroma uro roma mora

aroma morama rimora mirora

morar morarir ramor ramori

rarimo rimorar roramari morrama

aromari riaroma arimora roramir

morimara orimuri orami

rimora miriro marira

riomur murira rumirar

rimior arimior rumiror

miroria amimiroria romarimura

★

nuro ronu unuro ronana ninoraro roniaru

anunira ranonora riniari

aruninari ronanira arianurino

luri rilo uliri riulu ruilu luriola

rolari riolari alarilo rolaro rolularo

lirolaro aralora ralolara lurir rilur

riluri ulira liuri raliru rulira

liurala araliri luralaro

aruralo luralarola alarularolo

av va ava vala

lava alava avala valava

vavala lavia viala aliaviala

volu luvo aluvo

volovu ovalu ulova lovalilaluva

laviva lialova alivalu lialovu

★

par rap pra para

apar rapar apra arpa

papra parpra parapa

arapra rapra arpa arpara

arapar prapar parpra

pal lap pla pala apal pala apla

lapla apla alpa palpala plalap

lapala alpala palpala aplalap

alpalapala

★

palapra rapla laplara arapla

parapla prla arpla ralpa parla

arpla rapra arpra raplar arlap parlar

par rap radi dira pari pardi

paradira rap dira radir dirapa

parida rapadi arpadi arpardi

arapadi radipar pardirar

arpadirapardi

★

ar ra or ro ora

far fra arf raf arfa rafra

arfra rafar larfar farla larfa

car cra arc rac

cara arca raca racra arcra

arcara caracar ricara ricarca

ricarar ricaracar carcar racra

arcara racracar aricaracar

★

bar arba raba barba rabra

bal laba balba alba balbra

albar balabar balabra albarba

abarbo albarbo rabalbro barbla

rablar barbla larba

★

far raf fra far rafa rafra

arfa arfra rafar farar

arfar farfra farafar rafrafar

fal laf fla falfa alfala flola tar tra

arta tartra artar ratar tatar artatra

toratar oratatra oatator tarotatra

ortatartra

dar rada arda dara ardara

ordaridar doridarar dardaru

ordadudar doradidudar doridarudar

★

char archa racha

charcha archar charar rachar

archor chorcha orchar rarchar

charochar orcharar chirocharar

★

ortar dabor bordo murir rimur

orpar pardu orma mardor

ripar parbra

garbo borga roga

chapur mipur falpa farpo

varfo forbal forbla

mirofar mipafor

rapotur turpabor

borfalor charpota

C) PHONÈMES VOISINS RAPPROCHÉS

ma na mo ni mu oma numa
anni mino omanu munama nimo
amino minama aminoma nomamu
omanimo omanuma monamumo onima
onomanu onimamu omonamu ominoma

★

bala labo bilo abilo
bilabo abilabo bilabala
abulabo balibula alobulbala
bolalaba alibalba babobola
olabala balobala alobaluba
bilbalo lobabila libaloba

da ba bi du abi ubu oda
adabo udubi idibadu obuda
obadoba udubado idibadu odabida
odaboda idibaduba obobudado
ibado obadudo obaduba odubado
adiba idaboda odadobudo idobaduda

★

pa qua piqua qua pa po bo da
qui doqua boqui quoda doba quopa
dopaquo diquabo padoqua quobado
padubaquo qoubabapu piquiboqui baboqua
piquoba dabaquo bodaquo bodaquopa
dabuquo quibodabu bodaqui quibodaquo
baduquipo quipoduba

2. Approche de la réversibilité

al la as sa at ta ac ca

ra ar or ro ri ir ur ru

ga ag cho och op po va av

fa of if ba ab as

a al la ala alla

o ol lo olo ollo

ar ta arta rata ratra tartra

tarata

ob lo oblo bolo boblo obolo olbolo

oblobo olobolo loboloblo

a da dra ad dar arda radra ardar

darda radera dardera ardradar

radardar dardadar

u chu ru uch ur churu ruchu urchu

churchu ruchur chruch uruch

cu ru cru cur urc urcu ucru urcuruc

curcrucuc urcucruc urucucur

cha cra ach arc cracha carcha charca

archa charar arcacha charcachar

i il pli pi pil pili ipil

lipil pilpli pilipli ilpili

iplilipi lipilpli liplipil ipllipil lipiplilip

fa af ra fra ar far raf arf fara

rafa rafra farar

arfrar farafra arafar arfrarar afrarafar farfara

vo ov lo ovo ovolo ovolovo lovolo

lovolovo olvolovo lovolvolo

i bi ri biri irbi ibiri biribi irbibri

bribiri ribirbi birbiri abiri briari

arbriar ribarbi birbarir birbaribri

ga ra gara raga arga garga

araga grara argra argara gragara

argar argargra gargara ragargra

po lo or op ol polo orpo porol

lorpol poplor loprol rolpol lorpor

BA RA TA AR BAR TAR ART ARB

BARBA RABATA TARA BRATA TARBA

BARTA RABATA ARBATABAR ARBATRABAR

BARTARABA BRATOR BRATABA RABRATABAR

ARBATRABAR ARTRABARTA

CAR TAR CARTA RACTA RACAR TACAR TARCA

ARTAC TARCAT CRATAR CARTAR TRACAR

FI FIL LIF FLI

CA CAL CALCA LACLA ALCALA

fica flica clafi calfi cafli lifcal

ficla cafilca licafa falica lacafa califa

califica califical calfilical filacalfi laclfili

star scar rasc strac strasc crast rascar

carsta starca stracsa stracsa

scur rusc crusc scol csol losc sloc

slic clis lisc ilsc csil

psi spi spri ispri spiri rispi rispri rispi

rispri prispi prispir spirpir

crisp crusp crosp corps corpus
crospu cropsu sporscu

psi ispi pso ospo pospi pispo psipo
spe eso spec espi espri speri spect pepsi
splos lops psol spol olops ospol oslop
spesi spessi espis

ris risc pri prisc spric sircp spirc

scol loc ploc sloc sploc solc socle

farc craf carf craf arcaf fracar carfa cafra racfar crafca

spor spro prosp rosp crosp porsc

rusc crusc urcru surcu scurcu

stuc script scrapt scral plas
spla alsp salpa alpsa paslpa

slap psal psul spul puls pils plis slip silpli
silpil lispil ilspili silpli silpilsi

arcpa rapcra parcra arpar pracar

curpso spocu sporcu osporc orspuc

star scar sco scol sloc

psi spi isp risp spir

sto tost soto pso spo spro ospr

rusc surc osp spo pils plis

slap psal slar alrs puls spul sulp

spa asp sap sapsa

er erte sert esp ex

3. Tableau des graphies complexes

À lire dans tous les sens.

I	a	e	i	o	u
1	an	en	in	on	un
2	au eau	eu		ou	
3	ai	ei		oi	ui
4	ain	ein		oin	uin
5			ien		
6	ail aille	eil eille	il ille	ouil ouille	ueil ueille
7		euil euille			

II					
1	maman	dent	sapin	bon	brun
2	jaune de l'eau	bleu		rouge	
3	lait	neige		noir	huit
4	pain	peintre		coin	juin
5			chien		
6	rail paille	réveil abeille	fusil fille	fenouil nouille	orgueil cueille
7		seuil feuille			

4. Approche des graphies complexes

a an ai ain au ail aille ial ia na eau ayé

o on ou oi oin ou ouil ouille œ œu oyé

e en ei eil eu euil ien ne eau é è ê …et …ez cueil gueil …er

i in ni ien ille ye

u un ui uin ueil euil uyé

ai ail ial oi ui oin ien ou eu

ouil un on in ain ein è ai ei

o au eau é è et …et …er …ez

è é ei ai eil iel ai ou na an eau

ou ouil ui ueil euil ial a ail ni in

oi oin in on eu ou ouil eil iel ail

ial eau eu au ou ui uin oi oin

e é è et …et er er …ez

è ê ei ai eil eille

o au eau

ou ouil ouille

i ille ye

e eu euil ueil œ œu eur

Lire et trouver des mots comprenant ces graphies.

re	reste	lers	er	rez	se	ter
té	tié	tien	sion	lation	lition	ution
ussion	pes	perm	perv	el	elle	iel
sex	rex	seuil	ial	rille	veuil	cueil
lerre	nien	nain	nein	reil	lier	lierr
revil	gueil	veil	leil	nerre	nez	et
iquet	inet	bez	itié	tier	nière	tier
tel	ves	ation	aton	êtu	cœu	vœu
poê	let	lettr	rayu	vion	voin	cial
teur	ner	nerv	erte	este	bel	ner
sieu	sieur	eur	eux	ché	fau	beil
beille	bail	ète	até	cher	cherch	chon
chou	ya	leu	ail	ayon	yions	ayer
hier	nier	ployé	ayé	uyé	oyer	noy
ouillé	aillé	our	eur	eu	eux	il
ille	effe	emme	an	ein	eine	ain
anier	aine	erb	esqu	essur	eler	eter
elle	ette	êler	éler	etter	eter	eller

		a		
c	+	o	=	**k**
		u		

		e		
c	+		=	**k**
		j		

		a		
c	+	o	=	**s**
		u		

		a		
cc	+	o	=	**k**
		u		

		i		
cc	+		=	**ks**
		e		

ce	ac	ca	ci	ic	ici	oci
ce	ci	ça	ca	acca	occi	ço
cu	uc	uçu	ça	ucu	uccu	cu
uçu	cou	con	açon	eçon	acon	ouc
cou	ouca	oucan	oço	ocan	océ	occi
oce	aço	carca	cuca	cuça	coccon	coccion
cep	cap	coup	euc	ceu	ec	nec
enco	accu	acti	cert	cer	con	coi
çoise	cier	cierge	aço	acco	accè	oci
occi	occul	ocu	occul	octo	oco	enco
encen	cen	can	oço	ocu	ica	cica
ucsi	uccès	acci	acil	cli	lil	cal
cla	laci	lace	cocci	olac	loca	cola
accla	écla	céla	laca	lacca	acla	calca
calça	cecal	occil	cicol	conci	ciçou	couca

		a		
G	+	**o**	=	**G**
		u		

	e		
Gu+		=	**G**
	i		

		a		
G	+	**o**	=	**J**
		u		

		e		
G	+		=	**J**
		i		

ga ge ag ug gi gui ge gue geon gea geo geu geon gui aga

ague gan gean gui agi agni igna gui gan go gou gai geu

gueu ag gea gai age agi agai giga

g gn ge gu ga gna ge gne agne ague aga agna agno

ango igno igeo gega gein gigeo gingeon guiga guigna

gageu gaiga gain gogna gigo geuga igna inga angan

agnan gagni geagno ge ges eige igno ingo

a				**a**		
e				**e**		
i	+	S	+	**i**	=	**Z**
o				**o**		
u				**u**		

a			**a**		
e			**e**		
i	+	**SS** +	**i**	=	**S**
o			**o**		
u			**u**		

asi ossa osa assi osi onsi osisa insi ossa ensi sossa osé sossé sonsé assi saisi onso osa soson sonso noso sono sonso asi aisa sasan sinsan sosan sanso ansi nasi sona sosa sosassu sosissu sonsosa sososon sinsanson sosansin sonsossa sonosonsa sonsossa

Ph = f

pho fi aphi ifa poh pho pto phi pipha phta phty phyt phot sphi sphyn ophe strophi trophan

5. Structures complexes mélangées : révision

On demandra au lecteur de lire les structures suivantes de plus en plus vite. En un second temps, on le priera de les inclure dans des mots dotés de signification. Exemple : gnol : guignol, ette : bavette, etc.

Sex phon orgea tez aisi ter pho phant orne exte eur

ation ga fan orgne sque eux vet gi fein rogna sque eux

vet gi fein ro gna asque leur vê gue fai orga isque veur

ver gna gnol organ qui ceu veu spec gol rogan gui creu

eule ef long rau gi ille ai rgne rauci geai bier oui ail

orge rug gnon ière ouil çoi orgue urg onc eigle ouille

gué gno rugi ette gel eu gu geu rougi lette gal euse ga

gin guê ettre jet euil gé ugueu gué reil jet uin gan ing

ette dail eter eun ang guin et ousse etter gnu gai guing

et bour her angi agne occa fauc use ges nag pha occi gi

once ter giran syph oça gui ouse chi néga qui orça tex

ansi spy aigr gol ongé li vier ption bei ler ition bourg

gel beil eron quin oigne gel reille lest es goin caren raille

ter gle geu ranca libel agne gel gueu taon pha ange ère

agi os dard oussee oison igi hon el frou oisson ougi

ance fui cigo igue gigo can mille cigu gui gori enco fouil ciga

igne rigo inscr phore gale orte geoir acci oxy gon cueil

ayé usi phty ong gra aillé isa phyto ogne plan allé issu ips

ègne ortue allié insta spect esse exe allian oseil boul

chesse axe ayan onseil scept uc scu ya oussail septi beno

xquis oulé trail hospi gent excel ouer cie hopl ation exa
ouiller erci espect ution cin ouil ourse ver arci stiqueoyé
oyons ougé sci xqui uccès sca esca succu excel aqua gly
an amp pamp flexi expan extr exu ex ter extinct expul
capsu escar ayreur geon ice iel eil filet ature descen
quence rieux tieux ention chroni choré chop ceri cert
ercle cer cent cau calv iszer iliser myst nuan obli oubli
vier ler ver cheur ercer physi philo pha phra phospho
quin quel quar recru rect cette iette respi repré rui nui
cière ourcil gerie gnal substan cession ession cation gaite
ger cer gar occi acq acci occa ler eille cueil seuil cau
asi ainsi sai son aison lai lia ail pho oque vers hyst coût
oquet emb empr unt en ang ga gne ousse isser asr phant
hy chor athl spat meu mœu cœu corv ition geoir alier
aller ailler excu écu ifler igne igue ige inge gein gainn

4

EXERCICES À L'AIDE DU MATÉRIEL DOTÉ DE SIGNIFICATION

Consignes

– On se référera au mode d'emploi et aux notes qui introduisent certains paragraphes.
– On aura soin de présenter chaque fois une structure complète qu'on soustrait aux yeux du lecteur au moment où il le lit.

1. Rapprochement de similitudes partielles

A) LA DIFFÉRENCE CONSISTE EN L'ADDITION D'UN ÉLÉMENT

taire - traire
paire - plaire
père - paire
bond - blond
son - sont
font - front
gare - grave
rave - grave
gaver - graver
gèle - grêle
bave - brave
renier - grenier

mode - monde
onde - ronde
onde -sonde
ode - onde
ronde - gronde
âme - dame
dame - drame
rame - drame
coude - coudre
code - coude
ceux - creux
pèle - perle
pâle - parle
gain - grain

sale - salle
sale - sable
coupe - croupe
pie - pile
pile - pille
pot - pont
sot - sont
mot - mont
dot - dont
cocon - cochon
coche - croche
roche - croche
ruche - cruche
orge - gorge
orge - forge

cou - clou
du - dur
pou - pour
su - sur
bas - bras
peine - pleine
cache - crache
riche - triche
roche - croche
poche - porche
poche - proche
gare - garde
gare - grade
rade - grade
tare - tarte

gamme - gramme
gaine - graine
poule - poulpe
pâme - palme
pêche - perche
pêche - prêche
ose - pose

pore - poire
poire - poivre
pire - poire

pose - poste
ose - rose
rose - prose

ode - mode
mode - monde
mode - mordre
mare - marbre

rime - prime
are - tare
tare - tarte
tare - tiare

are - âcre
are - phare
ode - onde
onde - monde

tarer - tarder
oser - poser
garer - garder
poster - postier
poivre - poivrier

pêcher - percher
pêcher - prêcher
poser - poster
poire - poivre
poivrer - poivrier

tare - tarde
tour - tourte
gage - gag
gag - gangue
gage - grange
gage - gagne
pis - pris
pince - prince
rince - prince
face - farce
cote - conte

bosse - brosse
bise - brise
pâle - parle
pâle - plate
bas - bras
cape - carpe
cape - câpre
bac - bâche
boue - boule
boue - boude
conte - contre

tortue - torture
lisse - plisse

sol - sole
sole - solde

cran - écran
crin - écrin
cru - écru

col - école
coller - collier

bouge - bougie
mage - magie
bouche - boucher
mouche - moucher
douche - doucher
touche - toucher
louche - loucher
couche - coucher

vire - vitre
vie - vite
vite - vitre
ôter - voter
oser - poser
vole - voile
voler - voiler
voiler - voilier

vote - votre
note - notre
lave - larve
lève - lèvre
lèvre - lièvre
laide - plaide
pie - plie
entre - centre

basse - brasse
lasse - laisse
casse - caisse
chanter - chantier
bouler - boulier
rouler - roulier
voiler - voilier
fuit - fruit

anse - panse
anse - panse
colis - coulis
carmel - caramel
basse - baise
cade - cadre

matin - martin
lace - place
race - trace
axe - taxe
bile - bille
bouler - boucler

ride - raide
raie - raide
haie - haine
coche - cloche
trie - triche
mie - miche
riche - triche
fiche - friche
base - baise
bise - baise
bise - brise
cône - corne
cane - crâne
conte - contre
cote - conte
coude - coudre
ruche - cruche
jute - juste
pus - puis
pis - puis

pis - pris
pris - prise
rave - grave
rêve - grève
rive - grive
cire -cidre
pot - pont
pont - point

onze - bonze
bonze - bronze
pince - prince
rince - prince
rousse - frousse
tousse - trousse
poil - poilu
pris - prise

couler - crouler
fermer - fermier
rincer - grincer
mine - mince
rouler - crouler

pâtir - partir
père - perte
Gand - grand
cru - écru
écru - recru

soupe - souple
sole - socle
as - bas
bas - base
base - baise
baser - baiser
bise - brise

écu - écru
accu - accru
baser - brasier
basse - baisse
bosse - brosse
bue - buse
onze - bonze

bonze - bronze
rince - prince
tousse - trousse
pince - prince
rousse frousse
poil - poilu

pris - prise
père - perte
cru - écru
écu - écru
pâtir - partir
Gand - grand
écru - recru
accu - accru

fade - farde
poule - poulie
file- fille
mêle - merle
ivre - vivre
pendre - prendre
bile - bille
mie - mille
mie - mire
mire - mitre

pèle - perle
offre - coffre
bris - abri
anse - danse
plat - plâtre
mira - mirant
pan - plan
pan - pain
pain - plain
plain - plaine
plante - plainte
partage - partager
coller - collier
lève - lèvre
lève - lièvre
levier - lévrier
plia - pliant
cria - criant
mari - marie
offre - coffre
orge - gorge
orge - orgue
orge - orage
tarde - tarder
tape - taper
œil - œillet

aïeul - glaïeul
nom - renom
renom - prénom
longer - plonger
pire - pitre
frappe - frapper
os - ose
pose - prose
écueil - recueil
pêcher - percher
planche - plancher
peur - pleur
peu - pneu
ivre - vivre
montre - monstre
moche - mioche

dos - dose
bave - brave
mare - marbre
bar - barbe
tare - tarte
broche - brioche
fol - fiole
fange - frange
tanche - tranche
fie - fiel

tire - titre
lire - litre
maquis - marquis
page - plage
plage - pliage
mie - miel
fêle - frêle
rêve - crève
empoter - emporter
dépoter - déporter

Pise - piste
poche - proche
poche - pioche

pose - poste
fort - forte
port - porte

cache - crache
bord - borde
sort - sorte
égard - regard

coule - croule
mort - morte
port - porte
pire - poire

pis - pris
lit - litre
lire - litre
vire - vitre

pore - poire
vote - votre
vente - ventre
mire - mitre

lave - larve
avoir - savoir
avoir - bavoir
livre - livret
char - chair

âtre - pâtre
pâte - patte
lavé - larvé
loge - longe
longe - plonge

mis - mais
mot - mont
sot - soit
non - ânon

onde - ronde
nos - nous
nu - non
jour - jouer

su - sou
sou - souk
pu - pou
soupe - souple
tirer - titrer
crise - cerise
casse - caisse
case - cause

tir - tire
tire - tiret
rive - rivet
livre - livret
poule - poulet
vole - volet
tour - touret
mule - mulet

sac - sache
cou - cour
pou - pour

roue - rouet
mode - morde
morde - mordre

mu - mur
eau - peau
eau - veau
eau - seau
phase - phrase
rame - rameau
ride - rideau
rade - radeau

mode - monde
onde - monde
voir - devoir
voir - avoir
avoir - savoir
fer - enfer
faire - défaire
faire - refaire

plate - plateau
cave - caveau
il peut - il pleut
mage - marge
douce - douche
loi - loin

ou - oui
action - faction
âge - page
âge - sage
âge - rage
pouvoir - pourvoir

coi - coin
mue - moue
moue - moule
mule - moule
rue - grue
rue - roue

rue - roue
rue - rude
roue - route
du - dur
pot - pont
pont - point

son - soin
mûrir - mourir
fais - frais

mois - moins
mode - monde
mode - morde

âge - nage
âge - nage
âge - mage
âge - sage
âge - page
âge - rage
âge - cage
âge - gage

trident - strident
facture - fracture
résider - présider
toile - étoile
étole - étoile
trier - étrier
semble - ensemble
tendre - entendre

sage - sauge
crin - écrin
main - demain
cône- corne
bille - brille
montage - montagne
tanche - tranche
tanche - étanche
baise - braise
bas - bras

page - pagne
pôle - poule
môle - moule
rôle - roule
môle - molle
page - pagne
cage - cagne
bras - brasse
bise - brise
mas - masse

mou - moue
moue - moule
lin - lien
tire - titre
soude - sourde
sourde - sourdre
lourd - lourde
poli - polir
pâti - partir
tente - trente
vente - ventre
sentir - sentier

vin - vain
pin - pain
vite - vitre
Pire - pitre
monter - montrer
rave - brave
bave - brave
figé - figure
figue - figure
noue - nouer
roue - roule
fou - four

chanter - chantier
venu - vendu
lancer - lancier
lot - plot
orne - corne
borne - borgne
sage - sauge
sage - sillage

pou - pour
nos - nous
pot - plot
case - cause
casse - cause
caser - casier
caser - causer
casser - caissier

vole - voile
rogne - grogne
cible - crible
soi - soin
coi - coin
loi - loin

rime - prime
ceux - creux
cime - crime
action - faction
faction - fraction
poison - poisson

soie - suie
poire - poivre
peur - pleur
page - tapage
page - parage
page - pliage

cousin - coussin
rose - rosse
ruse - russe
presse - paresse
presse - prouesse
reste - preste

mage - ramage
mage - image
mage - magie

cosse - crosse
casse - crasse
coule -croule

lige - linge
lige - ligne
loge - longe
loger - longer
longer - lorgner
longe - plonge
cote - cotre
cotte - crotte
coller - collier

coûte - croûte
cote - conte
côte - coûte
conte - conter
conter - contrer
pis - épi
pris - épris
pis- pris
pli - replis

pont - ponton
pondre - répondre
rôle - drôle
molle - moelle
pose - prose
ose - dose

soupe - souper
code - corde
coder - corder
corder - cordier
coupe - couple
coupe - coulpe

mine - moine
môle - moule
mule - meule

anse - panse
anse - danse
mai - maïs

bille - brille
file - fille

pays - paysan
tube - titube

style - stylet
russe - Prusse
lac - lacet
entre - ventre
crique - criquet
entre - rentre

suce - sucre
tente - trente
suce - sucer
champion - champignon
sucer - sucrer
agent - argent

réserve - préserve
simuler - stimuler
tige - tigre
rouble - trouble
peler - perler
mêle - merle
piler - piller
pie - plie

tirer - titrer
tire - tiret
caser - causer
oser - doser
caser - casier
oser - poser
cas - case
trille - treille
case - cause
face - farce

bile - bille
taie - taille
bille - billet
taie - taire
file - fille
tire - taire
fille - feuille
tare - taire

mule - meule
cible - crible
mue - moue
rayon - crayon
mêle - meule
imite - limite
moue - moule
issu - tissu

utile - futile
pot - pont
porter - portier
pot - port
mort - mortier
valse - valise
page - plage
mode - monde
plage - pliage
bille brille
ville - vrille
seul - seuil
rire - frire
sel - seul
puni - punir
garni - garnir
raie - raide
rode - roide
ride - raide
poche - pioche
coche - couche
broche - brioche

reste - preste
faible - faiblesse
sève - sévère
fable - faible
par - pair
soude - sourde
lisse - liesse
douce - douche
fine - finesse
moue - mouche
triste - tristesse
sourde - sourdre
malle - maille
riche - richesse
poule - poulpe
riche - triche

cidre - ceindre
cil - ciel
ombre - sombre
ombre - nombre
tombe - tomber
ruer - rouer
rouer - rouler

mie - miel
mie - amie
plante - plainte
fente - feinte
ride - raide
rade - raide
tombeau - tombereau

âcre - sacre
plat - plant
plant - plaint
plant - pliant

lot - flot
mot - mont
gobe - globe
boue - boule

sole - socle
pâle - parle
rousse - trousse
tousse - trousse
race - trace
rince - grince
pince - prince

boule - boucle
oser - doser
oser - osier
osier - rosier
plante - plainte
vison - vision
balancer - balancier

relater - frelater
rouer - rouler
graver - gravier
erreur - terreur
tenture - teinture
rugir - rougir
régir - réagir
arrêt - jarret

égal - régal
rousseau - trousseau
ruer - rouer
bocal - bancal
ruine - bruine
ruelle - truelle
envoi - renvoi
rente - trente

mûrir - mûrier
orée - dorée
armure - armature
saloir - sarcloir
litière - laitière
table - stable
ravir - gravir
ruelle - truelle
roue - proue

denier - dernier
messe - messie
muer - murer
muer - muser
montre - monstre
chameau - chalumeau
démonter - démontrer
corne - cornue
mobilier - mobiliser

prime - prisme
racer - tracer
ramer - ramier
résumer - présumer
roder - broder
étable - retable
riant - priant
ride - bride
draper - déraper
agile - argile
agile - fragile

enchérir - renchérir
entier - rentier
entrepôt - entrepont
entier - rentier
impudent - imprudent
instinct - indistinct
ombre - ombrelle
ombelle- ombrelle
avenir - advenir
annuaire - annulaire
isolation - insolation

avion - aviron	issu - tissu

unique - tunique	ivre - vivre	
une - urne	potion - potiron	
orge - orgie	élire - relire	
orge - gorge	éditer - méditer	
ovin - bovin	coûter - écouter	
poulie - pouliche	bourrer - ébourrer	
courir - couvrir	bouler - ébouler	
	caser - causer	fumer - enfumer
	caser - casser	épier - épiler
colique - colchique		également - légalement
unir - punir		étonner - entonner
écu - vécu	élection - sélection	
âge - ange	étole - étoile	
ange - fange	erreur - terreur	
ange - range	terrer - terrier	
range - grange	errer - erreur	
range - frange	errer - terrer	
range - ranger	errer - serrer	
écueil - écureuil	automne - autonome	
cacher - cacheter	tacher - tacheter	
voler - voleter	filer - fileter	

B) LA DIFFÉRENCE CONSISTE EN LA SUBSTITUTION D'UN ÉLÉMENT

Mots enchaînés

neige - beige	marie - tarie	
beige - bouge	tarie - varie	
bouge - rougir	varie - parie	
rouge - rage		parie - charrie
rage - cage		charrie - carie
cage - mage		carie - partie
mage - nage		nage - sage
sage - page		

bail - rail	treille - treuil
rail - paille	treuil - trille
paille - maille	trille - vrille
maille - faille	vrille - grille
faille - fille	grille - brille
fille - bille	brille - bille
vrille - trille	trille - treille
treuil - seuil	seuil - deuil
douille - nouille	trier - crier
nouille - fouille	crier - prier
fouille - souille	prier - fier

souille - mouille
mouille - rouille
rouille - brouille

fier - nier
nier - scier
scier - lier
lier - plier

soin - coin
coin - foin
loin - lien
lien - bien
bien - mien
mien - sien
sien - tien
tien - ton
ton - son
son - mon
mon - moi
moi - moins
moins - foin
foin - coin
coin - soin

main - mien
mien - sien
sien - soin
soin - sain
sain - gain
gain - grain
grain groin

bâillon - haillon
haillon - maillon
maillon - maillet
maillet - maillot
maillot - mulot
mulot - culot
culot - calot
calot - canot
canot - canon
canon - canin

mai - main
main - moins
moins - mieux
mieux - vieux
vieux - viens
viens - tiens
tiens - toi
toi - foi
foi - foin
foin - loin
loin - lieu
lieu - lien
lien - loi

soin - sien
sien - chien
chien - lien
lien - loin
loin - lin
lin - fin
fin - frein
frein - rein
rein - rien
rien - bien
bien - lien
lien - sien
sien - sein
sein - soin
poule - moule

poche - pioche
pioche - brioche
brioche - mioche
mioche - moche
moche - coche
coche - cloche
cloche - floche
floche - flèche

botte - motte

moule - mouille
mouille - souille
souille - rouille
rouille - roule
roule - rôle
rôle - môle
môle - molle
molle - folle
folle - fol
fol - bol
bol - bal
bal - balle
balle - bulle
bulle - tulle
tulle - tuile
tuile - huile
huile - houle
houle - moule
moule - boule
boule - foule
foule - houle
houle - hâle
hâle - mâle
mâle - malle
malle - salle
salle - balle
balle - belle
belle - selle

motte - sotte
sotte - hotte
hotte - flotte
flotte - crotte
crotte - grotte
grotte - trotte
trotte - botte

datte - patte
patte chatte
chatte - rate
rate - hâte
hâte - tâte
tâte - pâte
pâte - mate
mate - latte
latte - plate
plate - flatte
flatte - flotte
flotte - flûte

poche - moche
moche - roche
roche - rêche
rêche - mèche
mèche - miche
miche - mouche
mouche - souche
souche - sèche
sèche - pêche
pêche - mèche
mèche - mâche
mâche - miche
miche - fiche
fiche - chiche
chiche - riche
riche - friche
friche - fraîche
fraîche - franche
franche - frange
frange - grange

bouture - couture
couture - mouture
mouture - monture
monture - mâture
mâture - pâture
pâture - rature
rature - sature
sature - suture
suture - soutire
soutire - soupire
soupire - soupir
soupir - croupir

pose - dose
dose - ose
ose - rose
rose - rosse
rosse - bosse
bosse - fosse
fosse - crosse
crosse - cosse

ose - rose
rose - rase
rase - base
base - buse
buse - ruse
ruse - muse
muse - mise

craquer - braquer
braquer - traquer
traquer - troquer
troquer - croquer
croquer - croquet
croquet - criquet
criquet - briquet

braquer - craquer
craquer - traquer
traquer - triquer
triquer - troquer
troquer - truquer
truquer - trinquer
trinquer - tronquer

corne - borne
borne - berne
berne - cerne
cerne - terne
terne - tourne

carreau - barreau
barreau - barrer
barrer - beurrer
beurrer - leurrer
leurrer - pleurer
pleurer - fleurer
fleurer - flairer
flairer - pairer

zeste - reste
reste - leste
leste - peste
peste - piste
piste - poste

ange - fange
fange - frange
frange - grange
grange - range
range - rouge
rouge - bouge
bouge - bouche
bouche - mouche
mouche - souche
souche - touche
touche - louche

bai - dais
dais - mais
mais - mis
mis - mas
mas - pas
pas - tas
tas - cas
cas - las
las - lis
lis - pis
pis - mis
mis - mai

neige - beige
beige - bouge
bouge - rouge
rouge - range
range - rage
rage - sage
sage - cage
cage - page
page - plage
plage - gage
gage - gare
gare - tare
tare - taire
taire - tire

tire - tour
tour - tort
tort - sort
sort - port

port - mort
mort - fort
fort - four

four - pour
pour - par
par - pair
pair - clair
clair - chair
chair - char
char - car
car - bar
bar - bure
bure - mûre
mûre - sûre
sûre - dure
dure - dur
dur - sur

cruche - crèche
crèche - crache
crache - mâche
mâche - drachme
drache - fâche
fâche - sache
sache - lâche
lâche - lèche
lèche - louche
louche - lice
lice - lace
lace - face
face - fèces

coudre - croûte
croûte - croule
croule - crème
crème - crime
crime - prime
prime - brime
brime -trime
trime - trame
trama - rame
rame - rime
rime - Rome
Rome - rhume
rhume - rhum

peindre - teindre
teindre - feindre
feindre - ceindre
ceindre - cidre
cidre - coudre
coudre - cadre
cadre - carte
carte - parte
parte - tarte
tarte - tarde
tarde - farde
farde - larde
larde - lourde

lourde - sourde
soupe - poupe
poupe - poule
poule - pâle

voir - noir
noir - soir

pâle - pelle
pelle - belle
belle - balle
balle - salle
salle - malle
malle - maille
maille - mille
mille - molle
molle - moule
moule - foule
foule - fouille
fouille - fille
fille - bille
bille - brille
brille - grille
grille - vrille
vrille - ville
ville - mille
mille - malle
malle - maille
maille - faille
faille - caille
caille - bâille
bâille - bille
bille - bulle
bulle - balle
balle - salle

soir - asseoir
asseoir - avoir
avoir - lavoir
lavoir - bavoir
bavoir - savoir

taille - caille
caille - maille
maille - faille
faille - fille
fille - bille
bille - mille
mille - miel
miel - ciel
ciel - fiel

ange - fange
fange - frange
frange - grange
grange - grande
grande - gronde
gronde - fronde
fronde - fraude

hanche - tanche
tanche - tranche
tranche - branche
branche - franche
f ranche - frange
frange - grange
grange - grège
grège - gruge

mousse - pousse
pousse - tousse
tousse - mousse
mousse - masse
masse - tasse
tasse - lasse
lasse - casse
casse - passe
passe - nasse
nasse - natte
natte- patte
patte - chatte

sort - port
port - fort
fort - mort
mort - tort
tort - dort

roule - moule
moule - foule
foule - houle
houle - poule
poule - coule
coule - roule
roule - rôle
rôle - râle

mêle - pèle
pèle - pelle
pelle - selle
selle - belle
belle - bielle
bielle - bulle
bulle - tulle

râle - pâle
pâle - mâle
mâle - mêle

couche - bouche
bouche - mouche
mouche - louche
louche - douche
douche - souche
souche - sache
sache - cache
cache - tache

tache - mâche
mâche -mouche
mouche - couche
couche - coche
coche - roche
roche - riche
riche - rêche
rêche - mèche
mèche - miche
miche - manche
manche - hanche
hanche - blanche
blanche - planche
planche - plante
plante - plainte

plainte - plaine
plaine - laine
laine - saine
saine - gaine
gaine - chaîne
chaîne - traîne
traîne - graine

lente - fente
fente - pente
pente - sente
sente - rente
rente - tente
tente - teinte
teinte - peinte
peinte - ceinte
ceinte - cite
cite - mite

pou - pin
pin - peu
peu - feu
feu - fin
fin - faon
faon - paon
paon - pan
pan - pain
pain - gain

lampe - campe
campe - rampe
rampe - rompe
rompe - lombes
lombes - tombe
tombe - combe
combe - ombre

glèbe - plèbe
plèbe - plèvre

bouquet - banquet
banquet - baquet
baquet - paquet
paquet - caquet

ombre sombre
sombre - nombre
nombre - ombre
ombre - ambre
ambre - cambre
cambre - chambre
chambre - Sambre

caquet - coquet
coquet - hoquet
hoquet - loquet

vitre - litre
litre - titre
titre - mitre
mitre - pitre
pitre - pâtre
pâtre - paître
paître - poutre
poutre - poudre
poudre - moudre
moudre - foudre
foudre - fendre
fendre - tendre

soc - toc
toc - foc
foc - choc
choc - bloc
bloc - roc
roc - froc
froc - croc
croc - cric
cric - crac
crac - vrac

jalon - salon
salon - talon
talon - ballon
ballon - vallon
vallon - wallon

tendre - tondre
tondre - pondre
pondre - pendre
pendre - cendre
cendre - rendre
rendre - vendre
vendre - ventre
ventre - rentre
rendre - entre
entre - centre
centre - contre
contre - montre
montre - maître
maître - naître
naître - nôtre
nôtre - note

peste - veste
veste - leste
leste - zeste
zeste - reste
reste - preste
preste - peste
peste - piste
piste - poste
poste -peste

mouche - mèche
mèche - miche
miche - biche
biche - bâche
bâche - bouche
bouche - bouge

rire - cire
cire - cuire
cuire - luire
luire - nuire

perche - prêche
prêche - flèche
flèche - lèche
lèche - bêche

Eve - sève
sève - rêve
rêve - trêve
trêve - fève
fève - fière
fière - fièvre
fièvre - mièvre
mièvre - lièvre
lièvre - lèvre
lèvre - lève
lève - Eve
Eve - sève

boue - houe
houe - joue
joue - moue
moue - noue
noue - roue
roue - proue
proue - toue
toue - taie
taie - haie
haie - raie
raie - roue
boue - loue
loue - houe

cabot - jabot
jabot - rabot
rabot - nabot
nabot - canot
canot - cachot
cachot - bachot
Rabat - raban

cabot - sabot
sabot - jabot
jabot - nabot
nabot - rabot
rabot - robot
robot - Rabat
raban - ruban

moulon - moulin
moulin - malin
malin - matin
matin - satin
satin Satan

tuer huer
huer puer
puer suer
suer muer
muer ruer
ruer rouer
rouer rayer
rayer rayon
rayon crayon

louer - nouer
nouer - douer
douer - rouer
rouer trouer
trouer trier
trier prier
prier crier
crier fier
fier scier
scier lier
lier plier
plier ployer
ployer foyer
foyer noyer
noyer broyer
broyer briller
briller griller

forme - firme
firme - ferme
ferme - terme
terme - terne
terne - tourne

pari - mari
mari - tari
tari - sari

sari - suri
suri - souri
souri - nourri
nourri - pourri

bête - fête
fête - tête
tête - tâte
tâte - toute

sari - sali
sali - pâli
pâli - poli
poli - joli
joli - colis

toute - teinte
teinte - tente
tente - fente
fente - lente
lente - pente
pente - sente
sente - rente
rente - route
route - rite
rite - mite
mite - cite
cite - site
site - soute

casque - masque
masque - basque
basque - vasque
vasque - flasque

rire - pire
pire - cire
cire - sire
sire - tire
tire - mire
mire - mère
mère - mare
mare - mûre
mûre - dure
dure - cure
cure - cor
cor - cœur
cœur - sœur
sœur - peur
peur - pur
pur - pire
pire - rire
rire - frire
frire - frère

bague - vague
vague - dague
dague - dogue
dogue - rogue
rogue - bogue
bogue - bague

hacher - cacher
cacher - mâcher
mâcher - tâcher
tâcher - fâcher
fâcher - faucher
faucher - ficher
ficher - fichier

cou - fou
fou - sou
sou - mou
mou - chou
chou - pou

crise - brise
brise - frise
frise - grise
grise - prise
prise - prose
prose - rose
rose - ose
ose - dose

bague - bagne
bagne - baigne

faine - chaîne
chaîne - laine
laine - saine
saine - naine
naine - gaine

loupe - soupe
soupe - coupe
coupe - poupe
poupe - houppe
houppe - houle
houle - roule
roule - moule

vente - rente
rente - lente
lente - sente
sente - pente
pente - menthe
menthe - fente
fente - tente
tente - tête
tête - fête
fête - bête

botte - motte
motte - hotte
hotte - sotte

sabot - nabot
nabot - cabot
cabot - rabot
rabot - robot
robot - turbot

sotte - soute
soute - saute
saute - faute
faute - haute
haute - hante
hante - tante
tante - tonte
tonte - toute
toute - tinte
tinte - teinte
teinte - feinte
feinte - peinte

germe - ferme
ferme - terme
terme - terne
terne - cerne
cerne - berne
berne - borne
borne - corne
corne - morne
morne - orne

vue - nue
nue - rue
rue - sue
sue - pue
pue - pie
pie - nie
nie - mie
mie - vie
vie - lie
lie - lue
lue - nue
nue - rue
rue - vue

hennir - honnir
honnir - honneur
honneur - bonheur

Mots non enchaînés

grain - groin
anguille - aiguille
datte - dette
date - pâte
buvard - bavard
grever - crever
pouvoir - mouvoir
savoir - lavoir
cèpe - crêpe
fiction - faction
ronde - raide
parle - perle

repos - repas
mort - mord
groupe - troupe
chaleur - valeur
chaleureux - valeureux
curieux - furieux

monture - mouture
rue - roue
chasser - chausser
valeur - voleur
hâle - châle

salle - selle
coude - code
pont - font
rame - rime
campe - coupe
mine - mène
coche - cache
pin - pou
crime - crème
pain - main
vin - fin
lin - pin

pense - dense
danse - dense
pense - panse
pousse - pouce
tige - fige
fraction - friction

fixe - rixe
bisque - risque
taxe - tare
sien - bien
chat - rat
roule - moule

gris - pris
chose - pose
dame - lame
coule - colle
selle - pelle
seau - veau
cape - coupe

brave - brève
tare - tire
tour - four
lourd - sourd
sort - port
linge - singe
mince - pince

paille - maille
caille - faille
pille - fille
bille - mille
seuil - deuil
coût - goût
conte - coûte

trille - grille
bain - pain
sein - son
tâte - pâte
gris - gras
gros - gras
folle - foule

mien - bien
coule - boule
pourri - nourri
lapin - rapine
sapin - lapin
malin - câlin
malin - matin

souri - suri
broche - brèche
sire - mire
sire - cire
mire - tire
vache - tache
mage - rage

couche - bouche
monde - ronde
ferme - forme
cracher - craquer
chercher - percher
trouver - couver
suer - puer
puer - muer

mourir - nourrir
marier - parier
nourrir - pourrir
suivre - cuivre
nuire - cuire
gronde- grande
grave - grève
livre - vivre

houle - boule
mouille - nouille
roule - râle
rouble - râble
rotin - rôtir
sot - pot
mot - mont

vitre - titre
pour - four
corde - borde

laver - paver
campe - coupe
crise - grise

couture - mouture
monture - mouture
moulure - foulure

hampe - lampe
laisse - baisse
bise - base

cueillir - recueillir
noix - poix
toit - soit
loi - foi
roi - moi
race - face

loupe - louve
loupe - coupe
couve - couche
cage - cache
sache - cache
cause - pause
gâteau - chapeau
bateau - château
rouet - fouet

cerner - berner
claquer - plaquer
cœur - sœur
colin - câlin
culot - mulot
corder - carder
couple - souple
couture - mouture
crise - frise

tante - tente
conte - comte
fouet - jouet
frise - fraise
dorer - durer
fiche - niche
forêt - goret
fraction - traction
frise - brise
furet - muret
chaleur - pâleur

danger - ranger
douter - coûter
caser - baser
escalier - espalier
ferme - terme
flair - clair
forte - sorte
frelon - grêlon
frotter - trotter
galet - chalet
gel - sel

gauche - fauche
glacer - placer
grave - brave
groupe - troupe
humour - humeur
japper - happer
jaune - faune
juif - suif
linge - singe
loge - doge

gazon - gazer
glisser - plisser
grave - grève
haleine - baleine
hanse - danse
happé - huppé
jaune - jeune
limon - timon
louage - rouage
lotte - motte

solide - bolide
buse - base
bâche - bouche
louche - souche
faute - haute
haute - faute
faute - fonte

rôle - tôle
mie - nie
mue - nue
mère - père
rond - pond
pont - mont
aile - île

pince - mince
col - bol
sol - col

tube - cube
table - sable
muer - ruer

curieux - furieux
bouler - boucher
bougie - toupie
sachet - cachet
cierge - vierge

fortifier - mortifier
fourchu - fourbu
fouet - rouet
siège - piège

cachet - paquet
corset - cornet
lotir - rôtir
paquet - baquet
bouse - course

sentir - mentir
munir - punir
borne - bonne
forme - firme
brousse - trousse

mange - manche
souche - mouche
touche - douche
mari - pari
hoquet - loquet

braise - brise
fier - nier
défense - dépense
bar - par

bouquet - banquet

darder - farder
ranger - manger
changer - langer
songer - singer
ligner - signer
juger - jucher

si - fi
chez - nez
masse - nasse
motte - sotte
crotte - grotte
motus - lotus
lunette- dunette
filleul - tilleul

trame - drame
vendre - fendre
baquet - bouquet

danger - manger
rétine - tétine
sablier - tablier
mentir - sentir
encrer - ancrer
courir - mourir

qu'il vente - qu'il vende
qu'il tienne - qu'il vienne
qu'il cache - qu'il sache

carder - carter
louer - trouer
commettre - promettre
salir - pâlir
taire - faire
père - mère
manier - marier
mari - pari

toucher - coucher
moucher - doucher
marier - varier
voir - noir
pari - tari
farine - marine
panier - manier
mouiller - souiller

cuire - luire
cuir - fuir

craquant - croquant
marquer - manquer

reste - peste
basque - masque
vase - base
valoir - vouloir
faction - fiction
fonction - faction

ponction - onction
crise - grise
cave - cuve
dater - rater
danser - rater
panser - penser
datte - dette
date - datte
davier - ravier
fonder - sonder
fondue - tondue
forte - sorte
fuseau - museau
ferme - terme
terme - terne
cane - canne

garde - farder
latin - matin
lapin - sapin
larder - farder
lierre - pierre
limon - timon
citron - mitron
ligne - signe
mine - mène
liste - piste
même - mène
loutre - poutre
luire - nuire
poutre - poudre
nuit - suit
suite - fuite

maison - raison
manie - munie
manne - panne
manière - tanière
tiroir - miroir
mousse - masse
tâcher - fâcher
tarder - farder
langage - tangage
talon - salon
vallon - ballon
taux - faux
creux - preux
taupière - paupière
taverne - caverne
munir - punir
mouler - rouler
mouiller - rouiller

terre - serre
tendu - fendu
ternir - vernir
tenir - vernir
fête - tête
faute - haute
bière - fière
tirage - cirage
tonner - sonner
cousine - cuisine
toupie - roupie
tourbe - fourbe

ferme - terme
tresse - presse
prise - crise
urne - orne
vase - base

baisser - laisser
herbe - verbe
vérité - mérité
bonté - beauté
virage - mirage
viser - miser
vocation -location
voix - poix
volant - volet
moulu - voulu

boude - coude
ensuite - en fuite
rouble - double
potion - notion
notion - nation
baron - marron
souvent - couvent
cloche - floche
piège - siège
miche - niche

hameau - chameau
caveau - carreau
carreau - barreau
pavé - lavé
bague - dague
bain - vain
oncle - ongle
ronge - songe
vierge - cierge
galope - galoche

vigueur - rigueur
pédale - pétale
leur - peur
opale - ovale
cœur - sœur
chaleur - pâleur
ourler - hurler

allier - rallier
tromper - troupe
chahut - bahut
bâiller - bâillon
parafe - carafe
malin - matin
pomper - tromper
module - nodule
bâillon - haillon
maillon - maillot
menace - tenace
fracasser - tracasser
narquois - carquois

gigogne - cigogne
girolle - girofle
chômage - chaumage
chaumer - chauler

branche - tranche
brèche - branche
cachet - cachot
cachot - cahot
ligne - vigne
vigne - signe
tombe - bombe
nacré - sacré

tomber - bomber
mental - dental
parcelle - sarcelle
teinture -peinture
valeur - voleur
miroir - tiroir
noyau - boyau

toise - noise
mettre - lettre
tilleul - filleul
teinture - ceinture
tuile - huile
moyen - doyen

trotter - frotter
tête - fête
tenir - venir
pomme - somme
somme - comme
naître - maître
tomber - bomber
brume - brune
pile - pâle

trier - prier
vase - base
néant - géant
nerf - cerf
niais - biais
nombre - sombre
ombre - ambre
ongle - angle
pâlir - salir

fable - table
parler - perler

bâiller - railler
pâture - mâture

payer - rayer
pelote - belote
penser - panser
mâture - nature
danser - panser

serment - sarment
sacré - nacré
ronce - rince
roche - riche
recteur - secteur
écharde - écharpe
juger - jucher
presque - fresque
passage - massage
massage - message
opposer - apposer
feutre - neutre
châle - mâle
charnier - carnier

percer - gercer
perche - cherche
muse - buse
mimer - rimer
mer - fer
hâle - châle
mangouste - langouste
maçon - façon
leurre - beurre
jabot - rabot
étoffer - étouffer
fâcher - faucher

calme - palme
rage - page
passage - parage
poussin - coussin
cor - car
cure - pure
charbon - chardon
blanche - branche
secours - recours
retour - détour
flotte - frotte
commère - compère
laitière - litière
couchette - cachette
carrière - barrière
canot - cahot

gigue - digue
châtiment - bâtiment
chantre - chanvre
bâche - bague
gercer - percer
encager - enrager
enrager - engager
jatte - patte
jarre - barre
charte - carte
carte - caste
ajourer - ajouter
modiste - modeste
lupin - lapin
lapin - lopin
flanquer - flancher
lacune - lagune
flexion - fluxion
deviser - diviser
égide - hégire
blême - blâme
allusion - alluvion
bourrage - fourrage
fluxion - flexion
louage - rouage
gavage - garage
singerie - songerie
local - bocal
labour - labeur
davier - ravier
broder - brider
frire - frère

morne - corne
illusion - allusion
isthme - asthme
accident - occident
lierre - liesse
littéral - littoral
fervent - ferment
fournir - fourbir
flaque plaque
fourni - fourbir
dogue - rogue
dague - dogue

fusain - fuseau
fonction - ponction
supputation - suppuration
heureuse - peureuse
planeur - flâneur
friction - fraction
masure - mesure
glaire - gloire
caquet - coquet
glaive - glaire
fourneau - fourreau
frère - frêne
firme - ferme
frise - friche
friche - triche
affronter - effronté

terre - serre
tendu - fendu
ternir vernir
fête - tête
faute - haute
bière - fière
tirage - cirage
tonner - sonner
toupie - roupie
tourbe - fourbe
ferme - terme
tresse - presse
prise - crise
urne - orne
vase - base

baisse - laisser
herbe - verbe
vérité - mérité
bonté - beauté
virage - mirage
viser - miser
vocation - location
voix - poix
volant - volet
moulu - voulu
boude - coude
ensuite - en fuite
rouble - double
potion - notion
notion - nation
baron - marron
souvent - couvent
cloche - floche
piège- siège
miche - niche
vigueur - rigueur
hameau - chameau
caveau - carreau
carreau - barreau
pavé - lavé
bague - dague
bain - vain
oncle - ongle
ronge - songe
vierge - cierge
galope - galoche
pédale - pétale

percer - gercer
perche - cherche
muse - buse
mimer - rimer
laitière - litière
couchette - cachette
secours - recours
retour - détour
flotte - frotte
commère - compère
mer - fer
canot - cahot

mangouste - langouste
maçon - façon
leurre - beurre
jabot - rabot
robot - rabot
jabot - sabot
étoffer - étouffer
hâle - châle
fâcher - faucher
gigue - digue
châtiment - bâtiment
chantre - chanvre
calme - palme
rage - page
passage - parage
poussin - coussin
cor - car
cure - pure
chanson - chardon
charbon - chardon
blanche - branche
lacune - lagune
flexion - fluxion
deviser - diviser

bâche - bague
gercer - percer
encager - enrager
enrager - engager
jatte - patte
jarre - barre
charte - carte

égide - hégire
blême - blàme
allusion - alluvion
bourrage - fourrage
fluxion - flexion
louage - rouage
gavage - garage

carte - caste
ajourer - ajouter
modiste - modeste
lupin - lapin
lapin - lopin
flanquer - flancher
morne - corne
illusion - allusion
isthme - asthme
accident - occident

singerie - songerie
local -bocal
labour - labeur
davier - ravier
broder - brider
frire - frère
fervent - ferment
fournir - fourbir
flaque - plaque
fourni - fourmi

lierre - liesse
littéral - littoral
fusain - fuseau
fonction - ponction
supputation - suppuration
lover - louer
cyclope - cyclone
cigale - cigare
décalquer - défalquer
rare - rire
rire - pire
prose - prise
cacher - cachet

dogue - rogue
dague - dogue
caquet - coquet
fourneau - fourreau
glaive - glaire
manne - panne
bélier - boulier
dételer - détaler
exalter - exulter
poisson - moisson
rouble - double
souvent - couvent
montagne - montage

défaire - défaite
évaser - évader
habiller - babiller
larvaire - calvaire
rature - rayure
malice - calice
molaire - polaire
polaire - solaire
mouton - mousson
mouvoir - mouchoir
mutin - matin
mystique - moustique
maîtrise - traîtrise
amoral - amiral

évaluer - évoluer
maillot - caillot
rentier - sentier
ingénieux - ingénieur
induire - enduire
ombre - nombre

abonner - abonder
accès - abcès
acre - ocre
acre - abcès
archer - archet
armoise - armoire

flemme - flamme
navette - bavette
nerf - neuf
neutre - feutre

attiser - attirer
effacer - effarer
irriter - imiter
isthme - asthme

nielle - bielle
noce - note
notaire - notoire
noueux - boueux
nuée - buée
nombrer - sombrer
avanie - avarie
jaune - jeune
corne - corde

hommage - dommage

horreur - honneur
hotte - botte
huche - ruche
cogner - rogner
ambre - amble
évader - évaser

platane - platine
prôner - trôner
résine - rétine
tanner - tonner
tournois - sournois
échapper -écharper
fracas - tracas
franche - frange
fricoter - tricoter
gréer - créer

événement - avènement
étaler - égaler
étriquer - étriper
herse - herbe
exalter - exulter
frise - crise
froc - croc
frotteur - trotteur
gradin - gredin
paveur - saveur

ceinture - peinture
monture - mouture
bouture - mouture
fumeur - fureur
verrue - verrou
ouverture - couverture
narine - marine
voiture - voilure

sapeur - saveur
labeur - labour
carence - cadence
parement - pavement
rimeur - rameur
lierre - pierre
prévenir - provenir
oratoire - aratoire

traquer - craquer
terre - serre
cratère - critère
presser - dresser
troche - croche
trombe - trompe
troupe - croupe
racine - rapine
rapide - sapide

craquer - croquer
prouver - trouver
meringue - seringue
armoise - armoire
menteur - moteur
prescrire - proscrire
râble - câble
rachi - hachis

rave - lave
radeau - râteau

ravage - lavage
ramage - ravage
rébus - rebut
début - rebut
rebours - recours
regard - retard

racler - sarcler
crâne - crabe
craquer - braquer
cravache - cravate
crèche - brèche
crosse - brosse

réclamer - déclamer
réduction - séduction
redoubler - dédoubler
rémission - démission

croupe - groupe
dresser - presser
frac - vrac
royal - loyal

renier - dénier
déplier - replier
recours - secours
ricaner - chicaner
rideau - radeau
rocher - cocher
rochet - hochet
roseau - réseau
rouet - fouet
rouge - bouge
rouler - fouler
rouleau - bouleau
roulotte - roulette
bru - cru
local - bocal
rucher - rocher
rance - chance
ranger - danger
rente - tente
ronce - nonce
ronger - songer
brassage - brossage
bretonne - cretonne
brochet - crochet

2. Similitudes partielles en cascade

soupe coupe loupe croupe chaloupe étoupe

botte motte sotte cotte cocotte carotte flotte frotte
grotte crotte menotte marotte roulotte boulotte calotte culotte

tour cour four jour pour
amour contour détour séjour retour autour tambour pourtour
carrefour atour(s)
cours concours recours secours rebours discours toujours
parcours

toit droit endroit détroit étroit exploit adroit
trois pois fois mois parfois
sournois bourgeois brugeois danois courtois

mon ton son don
saison raison chanson chausson
matin malin ravin sapin lapin marin latin satin
patin câlin

père mère frère chère fière
amère commère compère cochère fermière laitière
soupière taupière meunière bergère chaudière cimetière
paupière lumière

carême emblême baptême barème diadème
énergumène théorème
haine laine traine plaine saine chaine faine
semaine
trogne lorgne ivrogne cogne Gascagne cigogne
borne charogne
pagne campagne fagne montagne magne cagne
cocagne Bretagne Espagne
Anne canne manne panne
âne cane fane mânes
pelle belle bretelle lamelle poubelle dentelle ruisselle
chandelle j'appelle bagatelle vaisselle ombrelle
mirabelle
abeille corbeille oseille groseille oreille corneille orteil
je sommeille je me réveille pareille bouteille merveille
crevette corvette baguette fillette lancette gosette
gazette chaussette charrette brouette carpette mouette
mallette serviette couchette cachette burette bavette
buvette banquette omelette poussette palette musette
chouette coquette poubelle bavette navette
bière fière chaumière lanière tanière cimetière derrière
barrière carrière soupière

fuite cuite suite truite poursuite ensuite conduite
enduite séduite
bure mur mûre sur sûre dur dure cure

friture ordure dorure bordure armure saumure
confiture armature tubulure murmure gerçure
ramure
miche triche chiche riche fiche friche niche affiche
pastiche caniche postiche pouliche
bouillon brouillon fouillons rouillons mouillons
souillon
gaine graine traine faine chaine laine naine
plaine saine
domaine aubaine dizaine douzaine sizaine mitaine
migraine semaine fontaine marraine capitaine
porcelaine
danse ganse hanse panse anse transe
fente tente sente trente vente rente menthe pente
lente
attente entente détente soupente contente descente
charpente arpente absente démente
grappe frappe nappe jappe trappe happe
cape pape sape râpe chape lape tape attrape
campe crampe hampe lampe estampe
gai vrai bai geai quai mai
balai délai déblai essai étai remblai
baie craie claie haie paie raie taie plaie
lait fait trait lisait parfait défait retrait abstrait
distrait
baisse caisse laisse graisse épaisse encaisse
messe cesse fesse blesse presse tresse Lesse
paresse liesse caresse mollesse finesse ivresse

souplesse détresse promesse tendresse déesse

air chair flair pair

vers envers revers travers divers pervers convers

braire traire faire taire plaire distraire déplaire

affaire parfaire défaire contraire distraire soustraire

aise glaise malaise anglaise baise braise fraise

sec bec grec avec fennec

mèche sèche lèche flèche rêche prêche pêche crèche

brèche bobèche calèche dépêche empêche

aide laide raide plaide

gerce perce berce tierce commerce exerce

fève sève leve rêve trêve élève enlève prélève Amblève

maître naître traître paître connaître paraître

apparaître disparaître

sabot rabot turbot nabot robot cabot cachot

cahot culot canot grelot billot

lot îlot goulot hublot mulot ballot brûlot javelot paletot matelot tacot pavot sanglot

trot mot sot rot pot pivot lingot tricot sanglot idiot

loin coin foin soin groin témoin recoin besoin

façon maçon rançon tronçon leçon glaçon caleçon soupçon hameçon

boue joue roue moue il loue proue

trou flou mou pou chou clou sou bijou caillou genou hibou filou Milou mildiou

pomme somme homme nomme comme

happe trappe jappe nappe frappe grappe échappe

page image rivage ravage mage rage orage sage passage repassage sauvage potage tapage cordage ramage usage corsage bagage(s) fromage fermage visage usage dommage

mort tort sort fort ressort confort apport

bande lande grande amande demande offrande commande flamande

fendre vendre entendre détendre étendre comprendre tendre attendre prétendre surprendre suspendre

branche manche tanche hanche planche étanche fange frange mange ange lange change orange étrange dérange arrange

nage sage cage page rage mage nuage dommage usage courage orage dosage massage message laitage corsage

ose rose pose prose morose dépose repose propose

glace place race face

noix croix voix poix fois trois pois

roi toi moi soi loi foi coi émoi effroi aboi convoi emploi

droit étroit détroit toit soit adroit

lobe robe gobe globe probe il dérobe il englobe

achat crachat contrat débat rachat orgeat

tasse masse casse crasse chasse nasse basse passe grasse basse

audace besace surface préface limace espace rapace rosace tenace vorace vivace fugace coriace sagace efficace dédicace

girafe agrafe carafe parafe

balle dalle malle salle stalle halle

hâler râler saler étaler pédaler caler bâcler racler râblé

chasser masser tasser casser passer lasser amasser crevasser pourchasser ramasser dépasser entasser encrasser concasser rêvasser coasser croasser embrasser surpasser trépasser délasser

flamme gamme gramme épigramme

dame drame charme larme carme arme

banc franc blanc flanc rang sang étang

volcan toscan carcan pélican anglican

gant chant plant pliant géant séant néant séant

anse danse panse transe ganse hanse

pense dépense défense dispense suspense compense récompense
rente vente pente sente lente trente entente détente charpente attente contente

sertir sortir sentir

couvert ouvert

couvent souvent auvent avent paravent

mouvant pouvant couvant levant avant

entre centre rentre

ballon savon marron raton bonbon bidon macaron chiffon melon

boulon bouton mouton mousson croûton mouflon canon camion

bavard buvard boulevard

édifice artifice office complice calice supplice sacrifice

action traction fiction onction ponction fonction faction

matin Martin latin satin patin marin potin pantin

cave rave hâve lave pave brave grave bave épave

fruit cuit suit nuit fuit luit

camion avion lion pion

pluie suie truie

château bateau râteau radeau carreau barreau caveau cadeau
marteau manteau corbeau cordeau copeau caniveau

touche mouche louche souche bouche couche douche

main pain sain gain grain bain plain étain

notion potion lotion portion motion
piquet paquet briquet baquet bouquet hoquet loquet roquet

machine racine turbine ravine famine colline mâtine(s) bassine
praline câline cabine mutine farine gamine rapine étamine
cuisine

loque toque phoque il se moque il croque

bac lac sac trac

colon melon mouflon frelon talon salon mamelon mêlons
ballon vallon wallon

ruche cruche bûche
rouge courge bouge

courage fourrage bourrage
coussin poussin oursin

fine mine chine câline sardine marine narine tartine machine
ravine cabine hermine carabine vitamine étamine

ligne guigne signe cygne vigne maligne

laine plaine traîne chaîne gaine domaine vaine reine peine
pleine haleine baleine sereine déveine veine

cortège manège protège florilège sortilège sacrilège

siège piège

puer ruer muer suer tuer huer

louer douer nouer rouer trouer

papier cahier marier sablier tablier évier

courage fourrage bourrage orage dommage corsage cirage
mirage tirage cordage sauvage sauvetage

MONOSYLLABES*

Fa fut fi feu fin fond fend foi foin faim fait fou frein froid front fer fief fil fiel fier film fixe

chat chou chaud choix chien chair cher char choc chez chut

jars jeu jonc joie joue jeune jaune

gars gaz gain gueux groin gris gros gras grès grog grogne grain gond gant gai gui glas glaire gloire gland

non nain nie nid nous nœud noix nez nu noce Nice nièce nouille

ma mi mie mien mon moi mai mais mu mieux mou moins mal maille miel moule malle mille

pot pou pont pois point peint peinte pinte paix pour port peu pieux puis pin par pire père pair pluie plat plein plan plant plus prix preux prêt proie

Cor cour car col cal cou coi coin croix cal coule Caire craie creux crâne crin cœur crie cire cent ce cieux

ta ton toi tout tôt taie tien taon tronc tuile truie trie très trait train trois teint treille

rat roux roue raie rai rein rien rot riz rond roi rang rue ruine robe

va vous vin vain vainc vie vos veau vent vont van vlan viens vieux vois voix veut voile veule vil vole veine vaine vœu veille vieille

la long lent loin lin lie lieu lien lait lion loup loi leu leur lire lard lourd lierre

sa sou seau saut sein sain sien soit soi soie soin suie scie son sang sel su sur sous sac serre sort sœur seuil souille

bas bu bon ban bain bien leu baie biais boue bail buis bruit bris bis bru boa bois bloc bac bock bouc bœuf bel bal bulle boule bile bille bai bol bord mord mort bière bure bru but bras bris broc brin

---

* Nous incluons dans les monosyllabes les structures dissyllabiques comportant des *e* muets.

3. Réversibilité partielle ou totale (mots pairés)

sirène serein
selle Lesse
malice limace
patrie pirate
paître patrie
rimer mirer
murer remue
muer remue
manège ménage
serpe perse
rivage virage
perse presse
vécu cuvé
récure recru

cigare cirage
patrie partie
tenter rentrer
quartier traquer
quatre traque
trôner orner
orner rogner
ronger rogner
tombé béton
troupe pourpre
tromper pomper
poutre troupe
trouble bouler
trompe rompre

tulle lutte
turban bantou
pari pair
rapport porta
miser remis
aimer marie
maire aimer
obéir boire
riva ravi
varie ravie
avis visa
visa vais

valise salive
marche charme
idéal laide
altitude latitude
dérober déborder
border broder
colis licol
cloue coule
élever révéler
vêler lever
révéler relever
loupe poule

tulle lutte
turban bantou
rapport porta
pari pair
miser remis
maire aimer
aimer marie
obéir boire
riva ravi
varie ravie
avis visa

valise salive
marche charme
idéal laide
altitude latitude
dérober déborder
border broder
colis licol
cloue coule
élever révéler
vêler lever
révéler relever

visa vais
reste tresse
tresse serre
perte prête
perte prêtre
ruine nuire
boulier oublier
câpre carpe
varie ravie
vira vrai

loupe poule
encore Coran
ocre encore
récent centré
neuve venu
arriver raviner
soir rois
léger geler
ravi vira
arrive ravive

trêve verte
prête perte
branche chambre
cache chaque
calquer claquer
coupe pouce
soupe pousse
berge gerbe
cira cria
tape pâte
appel pela
stoppe poste
serpe presse
ourle roule
tour trou

repu pure
cirque crique
gamme mage
magie image
huître tuile
huit tuile
luire huiler
crise cerise
blague galbe
prude duper
malice limace
rouler ourler
robe brode
tourne outre
troupe poutre

courte croûte
trou tour
torse store
reste tester
reste tresse
salve valse
présent serpent
soupière poussière
souper pousser
saper passer

borde brode
école collé
lac cal
car arc
rageant rangé
ganter tanguer
rapport porta
calquer laquer
discret crédit
radis raidi

porche proche
coche choc
poche chope
repos prose
poser prose
repue épure
épure purée
source course
tire rite
touret retour
site tisse
stipule pustule
pire spire
soude douce
fureur refus
ouvrer vouer

raidi dirai
dirai radié
céruse creuse
céruse récuse
récuse sucré
crésus céruse
bourse brousse
tiède trièdre
tranche chantre
stipe piste
steppe peste
spirite esprit
soute tousse
rôtir tiroir
vapeur paveur
égaler élaguer

apte pâte
huître truie
trop port
sobre brosse
sorbe sobre
venu neveu
semis mise

furet truffe
rot trot
effort forte
sport poste
sorbier rosier
sil lis
santal talent

sacrifier scarifier
scribe bribe
régler léger
cire crie
rêche chère
pilule pluie

salarié salaire
revue levure
léger geler
tire trie
trie rite
pâli pila

mari rima
pari pria
tari tria
art tard
valse salve
salve slave
bâti habite

avaler laver
val sale
vase savent
lamer merlan
chauffe fauche
déchiffre défriche
chaise cahier

gagner granger
ranger gérant
hareng hangar
ronge rogne
rogne grog
grog gorge
singe signe
linge ligne
hargne hareng

garnit granit
grain garni
anis niais
léger régler
régla galère
verse sévère
serve verse
sévère réserve
conserve converse

garant hangar
gagna hangar
cloue coule
reclus recul
bute tube
rentre trente
lacé calé
rémunérer rénumérer
vermeille merveille
niche chine
lever vêler

trace carte
tache chatte
tourbe broute
rebut buter
cause sauce
rentrer tenter
altérer alerter
nombre bombe
réveil veiller
pâli plia
avis visa

garnit granit
tari tria
voler lover
rôtir tiroir
trame martre
bol lobe
firme frime
refus fuser
messe sème
ruine nuire
mina ami

gitan tangible
rater tarer
verte trêve
rate tare
choc coche
forte frotte
force coffre
affirme frimas
rumine munir
manie main
amène mena

cor roc
corse crosse
use sue
ruse sure
chantre tranche
noce cône
ordre doré
onze zone
sous sioux

mina ami
mina main
crosser sorcier
geler règle
dérive verdir
paré après
corps porche
lame mâle
prou pour

souri roussi
idéal laide
laide délai
rein rien
meli miel
lune nul
misa amis
misa mais
toise soit
soude douce
garni grain
avion avoine
voile viole
lion loin
lice ciel
avala lava
ovale vola

potin point
Sion soin
poli poil
sein sien
aise saisi
assis saisi
moisi moins
tige gîte
guide digue
garde grade
machin chemin
grange Gange
nage ange
singe signe
linge ligne
présent serpent
rabais baiser

louer roule
carmel Marcel
cause sauce
soda dosa
averse versa
limace malice
Tanger ganter
tanguer ganter

braiser brasier
pourri roupie
arche charge
ruine nuire
roussi souri
ours source
course source
lourde ourlet
ourler rouler

saisi assis
salaire relais
grime régime
gratte régate
gire régi
maigre magie
regain garni
regard garder
régal galère

soufre frousse
regeler régler
redent denrée
redent dentée
rendu prudent
tanguer ganter
tanne natte
natte tante
tisse site

tache chatte
talquer calquer
taillé allié
rigide dirige
rêver verrez *marche charme*
ravi vira *ancre cancer*
réussi suri *cancre cancer*
relater alerter *ruine nuire*
gicler cliché *saccade cascade*

refus fuser
refus féru
nôtre trône
torpeur porteur *sacoche cachot*
sabrer brasser *nappe panne*
pomper rompre *marge gramme*
verse serve *nonce cogne*
normal moral *morde dorme*
verre rêve *blague galbe*
régime grimer *châle lâche*
passer saper *cahot tacot*
cercle clerc *tronc contre*
motte tome *trait tria*
certes crête *laine liane*

décès cède *touret retour*
calmer clamer *touffu foutu*
tricot octroi *farine frairie*
voile viole *farine raffine*
abois boa *rageant garant*
oison Sion *garant hangar*
carné crâné *pampre ramper*

ramée marée
mariée mairie
rapport porta
rappel pèlera
pelure pleure
ratisser tissera
retors sorte
rogue gorge
gorge grog
sifflet filet
surface farci
tenseur senteur
tercet certes
tarer rater
tige gîte
tic cite

ravier Riviera
avilir livra
échapper écharpe
percha écharpe
résider sidérer
sidérer désirer
roder dorer
désirer résider
rouet troue
silice Sicile
silence licence
sillon lisons
sorbe sobre
souffre frousse
sourire roussir

voilette violette
voilier violer
velu levure
interne terrine
voler lover
lagune granule
dragon gardons
draguer garder
Arménie remanie
marier ramier

élire relire
édile élidé
entrée tenter
entrée trente
lucane canule
tenter trente
trente rentre
firme frime
étioler étoiler
féliciter faciliter

éparchie charpie
épier pierrée
épure repue
peur repu
ému mué

évincer Cervin
céruse creuse
extase taxé
patine pantin
moisi siamois

épris esprit
rallier railler
étanche chanté
étrier étirer
étire retire
étoc côté
étuve vêtu
promu rompu

sature statue
termite miter
mitre termite
timon monté
timon mitron
port trop
étape pâte

pilier plier
plier repli
morue remous
parti pirate
paître pirate
perle lèpre
aspire spirale
murage ramage
ramure mura
coffre force
dirige rigide
direct verdict
digérer diriger
digue digne
diète dièdre
terme mètre

courte croûte
coûter croûte
écrire crier
crier cirer
écroûter écourter
égard gardé
garde grade
tâter rater
rater tarer
taré retard
pastiche pistache
tapé pâté
ternir retenir
rêche chère
mûre remue
face café

domaine madone
élire relire
relire relier
lire lier
tire tirer
tiers tires
émail maillet
ellipse pelisse
avide vida
désir réside
écart carte
rude drue
échelle lèche
écouter courte

nomade madone
fragile argile
gâcher charger
marcher charmer
taper épater
vapeur paveur
torpeur porteur
valeur laveur
tact acte
bonté tombé
local calot
branche chambre
îlot loti
siècle seigle

rime mire
lâche châle
rude dure

ragot argot
rallier railler
crapette carpette

lâche châle
rime mire
rude dure
car arc
lie île
mule lumen
mâle lame
mettre terme
martre trame
route tour

ragot argot
railler rallier
crapette carpette
racler sarcler
torpeur trompeur
ceinturon centurion
étuve vêtu
urée ruée

morne norme
rogue rouge
parer râper
semeur mesure
ampère ramper
angle glane

mètre terme
bocal cobalt
noce cône
cascade saccade
chasser sachez
monnaie manier
meunier menue
meule lumen

antimoine antinomie
transept septante
laide délai
fait dais
marchant charmant
madrier damier
vigne vingt
sénat santé
viscère civière
utile tuile
urate rature
orgue rogue

lime mille
longe lorgne
jeter rejet
serpent présent
régner gêner
plaine lapine
promis permis
merci crime
conserve converse
lapin plain
reculer roucouler
facteur facture

oripeau poireau
olivier voilier
olive voile
étape pâté

confier confire
empires emprise
respire reprise
extrême externe

étrier étirer
étioler étoiler
brunir burin
laine lanière
utopie toupie

glacière glacerie
sevrage servage
cloporte colporte
alpin lapin
largeur larguer

escorte corset
ivresse servi
historié histoire
obliquer biloquer
argot ragot
miter terminer
unir ruine

percepteur récepteur
armée ramée
armure ramure
obturer bouturer
hégire régir
octroi tricot

4. Approche successive d'un mot (ascendante ou descendante) et sa réversibilité

fie fil file fille

mule mêle meule

Ève rêve trêve verte veste reste peste perte prête preste serpe presse

vire rive navire chavire charrie chaire riche chiche déchire

rive arrive aride chavire archive ri-chard

rime mire rame mare maire marie rima admire damier madrier marier ramier ar-mer ramer

tâte rate tarte tarde darde parte carte carpe cape râpe par

car cape carpe

su sue sud sou soude sourde

la lac lace cal calé râle racle cal cil car clair

caque craque caraque

ci cire cirque cri crique

par râpe cape carpe câpre arbre crabe barbe marbre brame rame âme

tente rente trente entre rentre entrer tenter enter tente ente

sale salle lasse lisse liasse lissa sa-li lisa lia lais lis las il ail aile

lie lire litre literie tire titre ti-relire
rue rude dure drue rue

ride rade raide aride draie dire

col bol bloc
cal lac claque
cil lice clic
île fil cil flic
clic clac cal calice
flic flac

fil file fille feu feuille
ta taie ail taille
ma mie mai mal mâle malle maille mille
mil mie mi

rue rude pur prude
pu pus lu plus

face fade façade

fade rade farde

are face farce

pie pire Pise prise spire respire re-
prise éprise épi esprit

crique cirque bique brique barrique

pie ri prie pire

qui quille gui guigne quignon guignon

sage âge auge sauge gausse gousse
gosse grosse soge orge gorge grog

coche roche croche écorche écorce cor
roc oc

char ronge rogne charogne charron

tort trot trotte
gros grog gorge

mare marre âtre marâtre martre

cor roche croche écorche écorce tort
roche torche
tare tire taire traire tarie tria tari
tira

are ire aire airain rien aérien

par pire paire
par pire plie plaire
car crie craie
mare mire maire
tare tire trie taire

gale coche cloche galoche

mue muse mou mousse
tu tous trou trousse rousse
tu tous tousse soute

fût fou four rousse frousse

il lutte lustre illustre

ombre sombre bombe tombe trombe rompe
trompe pompe tombe nombre

tombe bonté bondé boudé bouté botté
buté tube

fange range frange ange nage âge
Gange ange range grange

tache tanche ranch tranche hanche anche
ange nage

pie pile pille plie lippe

cor cure cour course source rousse
gourde soude

par pair paria parie prairie pairie
rate rite raie aire air
rade ride roide aide
Rome morne norme orme ombre nombre
mur mûre remue muer mura ramure armure
murmure rumine munir unir

lent lente tente tête dent tende ten-
dre rendre pendre prendre Dendre rendre

pâle plate latte étale étable table

cal lac ta talc éclat

trop trou troupe pour poupe pourpre
poutre route tour

are mare arbre marbre brame rampe
hampe pampre

are bar arbre barbe
are barre barbare abattre

pur urge purge urgent

salle lasse lisse laisse liasse lissa
sali lisa ail aile île il

riche roche chiche choir char charroi
chair richard chardon charron charançon
rançon

char chair charrie rachis hachis chaise
chasse

chas aise chaise
chas assis châssis

coûte route croûte stade croustade

char bon charbon
char don chardon
char rade charade
char riche richard chardon charade

porte sorte morte motte tome tombe
bonté béton tombé bombé bondé ondée

motte mode dôme monde onde don on

fie file fille fiel bille bielle
brille libre livre vrille ville

cire rage cirage cigare
vire rive gare rage rivage

rue rote roue route tour tourte

mur mûre remue rumeur muré murmure

sac cas casse caisse ciste sic

trame trime mitre martre maître traître
traire taire traîne train terrain

are aire aria radia raidi raide rade
ride dire

***patte pâte par paire paître patrie pi-
rate partie pitre titre retire***

***tard tarde tiare taire tire rite re-
tire rire***

vécu cuvé cuve cave couve

***ombre nombre bombe tombe trombe
rompre sombre***

on onze bonze ronce bronze

neveu neuve veuve venu neuf feu

***chaque choque choqua
cache coche cocha
sac coche sacoche choqua chocolat***

***tanche tranche chantre chante étanche
chanté étanché enchanté***

*bulle bol boule
bol bulle boule*

*bûche boche bouche
boche bûche bouche*

*lie lia aile liane laine Eliane
lanière*

nage âge gage gagne Gange gangue

un une nue menu menue

Nîmes mine mime même

nomme nonne norme morne Rome

*mot or mort
pot or port
pot on pont
sot on sont*

arc arche charge arrache

*cor cure cour courge rouge gourde
gourme*

*arc arche charge marge ramage
mange range grange Gange gagne gag âge*

stage étage tapage partage parage
page

tranche étanche range ange étrange
rangé rage

en chante enchante âge chantage

hargne harangue rangea
bagne bague bagages

bande âge bandage

vide avide David vida dévida

arme rame mare marne larme marbre
barbe arabe arbre

bave brave bavard buvard bavure

âme aime mena Mia mai ami

vue revue levure veule louve foule
loupe double boude boue boule

boue boule boude double
mou moue moule roule loue lourde
boule roule rouble

mou moue molle moule mode module
roue toute route tourte tourbe
tare rate tartre tarte
tire rite rate trait traître traire
taire taire
trahie haïe haie ail taille taie

pâle pile paille lape lippe pile pille
piaille

père perte prête prêtre reître titre
rite tiret retire trier

roche rocher Roger gorgée égorge grog

doute dote date tarde
pêche perche prêche
berge gerbe beige gibet

pie par partie patrie pirate tapir
rapide

pas passe sape tape pâte pape
mal malle lame mâle
pâle lape pela plat

moule mule mille molle mouille
boule roule rouble trou trouble

le lu leur lueur relu

répond poudre ronde onde don do

pou poule pouce coupe coule couple
coulpe copule

langue languir guirlande
lange gage langage tangage

langer Tanger stagner étang

tanguer Tanger ranger gérant étrange
tranché échange change

mange manger germa marge margelle
gamelle lamelle malle lame mâle
poche chope porc porche proche

arrive ravit ravie varie vraie ravive

peser penser serpent repent pente
tendre Dendre rendre denrée

sur sûre suce sucre recrue reçu

bas base bise baise baiser biaiser

bas basse bise baisse baisser sabrer
brasser

cal banal bancal canal cabane banane

robe borde brode rebord déborde

coule roule croule roucoule
cloue coule col loue lue lu

ruche riche rêche crèche cherche
charge crache arche arrache

rage orage ange orange arrange
grange range gare rage

rage roue rouge rue grue

gare rage orage orange range ange nage âge

ruche roche riche rêche rouge bouge

vol vole vil ville voile viole
voler voiler violer

lève lèvre lever élève relève révèle
lève Eve lever évier levier lévrier lièvre
lève fève fière fièvre

ville vrille livre
bile bille bris brille libre

vêle lève lèvre livre lièvre lévrier
pèle pelle perle lèpre

fi fut fuit fruit fuit fuite frite rite

fêle frêle fève rêve fifre fièvre relief
fier fief fie fi

brie boire broie
robe dérobe brode déborde borde bord

feu fil file fille feuille fou fille
fouille fol folle fil fiole

mie mue moue moule mille molle mouille
moule mule lumen

ban baie bain bagne baigne
penche perche pervenche

loge éloge logé loger geler léger régler

car crie craie cairn Le Caire carie
cria cira

fige figue figure rugir rougir

rouge rogue rogne ronge gronde ronde

pile pilote pelote pâlotte paletot
peloton

mire racle miracle
lame cal calme clame déclame réclame
clameur rumeur murer remue muer

gèle gueule luge déluge glu gluant

sale cal escale scandale sandale dansa

pin lapin plain pou poulain

cirse crise cire cerise

cirse crise grise grasse graisse grosse
gosse

pur pèle pelure
pâle pile pâli laide plaide

rogne grogne ronge gronde gourde rouge
courge rage courage

base basse bise baisse bar braise
bosse brosse sobre sorbet

bouc bouche bûche boucher bûcher bûcha
boucha bougea bouge

attiser ratisser satire sera tisser
sertir

ronde rôde dore tort tord tordre
retors torse corse crosse rosse cosse
écosse

figue fige gifle file ligue gille gelé
léger grêle geler léger berger gérer
géra agrée âgé garé régate gagea gage

lame malle mânes

prime permis promis

huit truie huître truite

glaise glaire aigle argile agile gilet

fat fi fait failli faillite fila filature

lige linge ligne lignage

siège signe singe signal

a ail il bille babille labile label
a ail bille bail taille bataille

bille habille babille allie alliage babillage

bure bute brute boute broute tour tourbe trouble

manie mène mère manière menu meunière

rigole gloriole gloire gloriette

rite tire retire tiret titre tertre terre

jet joue jouet jeton

vers verse verset serve réserve perse perverse préserve persévère

brume brune prune rhume hume

store sorte trésor sorti

râpe raide rapide pirate prêtre prête perte

sauta assaut haussa sauna

mas maïs misa mais ami mia nia

ma mi mai mas mis mais

verger germer grenier renier nier

tondre pondre ronde rotonde tonsure

cache chaque casque sac sachet cachet sécha chassé

char charge arrache archet jarret jarre arche

école colis licou coulé collé collier

canot canon canton conta cota nota

râler parler reparler parole opale pâlot paletot plateau

pie plie pile pâle plaie pâli poli poil ploie épile pèle

tourbe broute brouter bourbier barbier barrer braver baver

soc cil sac social local calot culot lotus ruse sure sœur sueur

ours rousse sourde soude sud

file défile fidèle
fendre défendre cendre

pas repas paru repu purée

entre rentre trente rente tente tendre

angle glane lange glande gelant

torse sorte trésor ressort

tube bute brute bure beurre

cor décor encore corde Cordoue

ivre vire vivre revivre varie riva revu

presse serpe perse paresse sépare

arche marche charme arme rame âme

terne interne terre terrine retenir ternir

pose ose rose prose propose oppose suppose

gare garde drague grade rade

goûte égout goûter ragoût

gratte targue targe étage

âge Tage étage page potage papotage par partage ratage

brou bourre bourse brousse bure bosse brosse sobre

sac sache cache chasse chose ose

sac suc suce sauce cause casse case caisse cesse sec

agile argile fragile gracile

ruse sure rose sort rousse russe rosse

lève vêle velu veule levure revue lève louve velours

vile ville vole volé vélo lavé vêla leva avale ovale vola se lova

tuile lutte lueur lue relue

tulle lutte latte atlas

houle roule louer reloue lourde

sol solde solide isole iode
sol sole solde solide docile

sol cil dol docile

germe gemme germe marge gramme gamme mage

hâte tâte tâter rater tarte astre Sartre satire

île sole isole isolé loisir choisir

béton tombé bombé

abbé béat bêta bat

venu neuve neveu

guitare guêtre gare guérite agite gaieté gâté

gant gîte gitan tangible

hiver vernis hernie nier renie

guerre gui guérie irrigue guérite aguerri guéridon guidon guide digue

âme arme carme crâne carmel caramel cannelle lamelle mêla lamé

cane mule nulle annule canule canicule clavicule véhicule vésicule

passe sage passage
masse mage massage
messe masse mage message

bande âge bandage bague bagages

hangar garant hareng argent agent

morte mire miroton mitron mitre mirons myrte mire rime

coûte écoute écourte courte croûte route

terme trime termine

puise puisé épuise surprise

tient teint éteint teinté tête tente

langouste mangouste gourmand

couple coulpe poulpe pulpe copule coupole

pâle alpe(s) palpe

pâte épate parte pâtre plâtre âtre tare

gérer régner régnant gérant rangé régent

frégate régate gâterie gaieté gâté goûter ragoût

ganter tanguer Tanger étang tangage langage

degré gradé Gérard dégât

pas repas paré pari pria prisa prima primo

forme mage fromage ferme fermage

sabre brasse basse

bras sage brassage

aigre agir gaine graine aigri

anime mal animal amiral minéral mènera ramène

ciel cil lice clic calice Alice

mastic stigmate sigma

socle close chose
sol col socle close éclose enclos

ange clos losange

ver vire rive arrive verrai rêvai ravi vrai vira

Bruges Bourges bouge bougie brugeois bourgeois bougeoir bouger

sentier tiercé acier cahier chantier

tiret retire tire lire tirelire relire reliure relia rallie ailler liera lira

rue rude dure
cure cruche ruche
pie pire prie pitre piètre pur pupitre
mie mire mitre
trie chiche triche
fie fiche riche friche

âme dame rame drame
âme dame lame arme larme

cal câble cabre macabre cabri

ta tare tarte tartare
gars gale galbe glabre

cor corde discorde
pas pâte pal plat

bave rave brave
car rade carde
car tare carte
cor rode corde

cou couche découche
mou mouche mouchoir
sou souche

fou four fourche fourchette
par presse paresse
gant grand garant

pince rince prince
cinq quinze zinc
gale bar glabre

bal gale galbe
pois pont point
mois mon moins

robe rode brode
loge longe longue
ange lange langue

peu eux peur peureux
mène motte menotte
tire tige tigre

pie pire prie
mare mage marge
mare mire mage maigre

mage magie image
pâle page pelage
lie pie plie
lie lisse pie plisse pelisse
lie plie lue pue plue pluie
pâle latte plate

bar rame drame
dame rame drame
tâte rate tarte

pari paria parrain pain
doge dogue drogue rogue
lie lire tire trie litre literie

lie alité réalité altière litière laiterie laitière
vice vicier civet
visse visser vessie vice sévisse

touffe tuf étoffe étouffe truffe furet fureter
rime mire tire trime
mite nue trie minuterie

biche bâche barbe barbiche
paquet parquet raquette roquet croquette coquet
paquet aguets guetta taquet caquet

pile poule poulie
bile bol boule bouille brouille rouille
file fol foule fouille

feu fille feuille
grosse oreille groseille oseille
vêle ville veille vieille

val vise valse valise salive
sale val vise valise

la bougie et le bougeoir
le plongeur et le plongeon
je bouge et nous bougeons

la gomme et la gamme
le guide et la garde
il garde et il guette

il range et il mange
il rage et il nage
la guerre et la grue

5. Reconnaissance rapide d'une syllabe ou d'un mot dans un ensemble de structures analogues

– On présente un bref instant l'élément modèle.
– Le lecteur doit parcourir les lignes en repérant mentalement la structure recherchée.
– On lui cache successivement chaque élément selon un rythme de plus en plus rapide.

car

cra rac arc rac crac car rac car arc cra arch car rac

clo

cho clo col loc clo col choc ocl clo clo loc col coh
chlo loc col clo choc loc clo ocl ocl loc clo

pli

pli pil ilp pli pil pli ilp pil ilp pil pli ilp qli pli pil
qli pli ilp pli qli pli pli ilp pil pil pli

oi

ou ei io oi ai io ui oi oin ei ai io on au oi ui oi

ai

au ai vi ia ei ou ae ai ie oi ui ain ai oi ai

ail

ali ial ail ial ail eil ial ali lia alia aille allie ial lail
ilai ial al il eil uil oil ail

on

on no ou on ui no on un an on on en an on no on no on no on ui no on on un in au no on un

bo

do bo ob do bo ob qo bo do po do ob bo ob ab

livre

livre lièvre ivre hiver vivre livrer délivre vlivre délire live lire litre liever lirver lirve livre levier levie liver livre vlive lirve lirve livre

sentir

sertir sortir sentir servir salir senrtir rentir sentir senti santir entir sentir sortir sentir sientir sointir sentir renstir sentir sentir

fort

lors flort flot mort fors sort fort font frot frort front flot hors hort trop ftrot fort

pression

passion poisson pressons passons pension prison presion prission pression postions pression prison perssion sperssion pression perssion

lapin

pin palin lupin lapin plain palin pralin lapain tapin papin larpin lupin palin lapin alpin lapin

croche

croche coche crache cache corche sacoche roche crochet chorche croce écroche ecorche écroche croche corche corce croce crache corche

résolution

solution absolution désolation résolution consolation sore-lution résolution serolution resolution resorption reluso-tion desolution résolution

prétexte

pertexte pretexta pretextant pertexte prétexte paresse pertexte rétexte qrétexte présexte partexte

souvent

couvent sauvent sauvent savent auvent couvent souvent avent souvent ventouse vousent ventsou sauvant suvent sovent vensent souvent ventsent suvent

laisse

lasse lisse laise laisse liasse lassie baisse baise lassaie lesse · plaisse gaisse lisse lasse laisse

rame

rame mare drame arme rame rime rome rame raime rama arme arame crâne dame rane arme

mouiller

mouler roueller houiller mouiller mailler miller moiller miouller mouiller miouiller miuoller mouillé mouiller mailer mouiler mouler mouller meuiiller meuiller mouiller

dure

dure dura drue dru rude dore dire durdre darde drue udre redu durée dore dare dure drue rude

course

corse crosse sorse crouse course cource courge croue crouse oucrse croûte coudre course corse source cource corse curse crouse course caurse

duvet

duvet vêtu devant devent dovet vedut udvet navet du-vet devet vêtu douve dupet dovet duvet

fruit

fuit cuit fuit fruit frouit friut ruit fruti rufrit afruit fruit tuit fuirt truit hruit

raison

raisin maison saison faisons faisan ration rasons rions raison reison faison rison ration raition

carpe

crabe carpe barpe cabre câpre carpe arcpe cache cape rape crape câpre carpe tarpe

6. Lecture de phrases

A) LECTURE DE PHRASES DONT LES MOTS PRÊTENT À CONFUSION SOIT QU'ON MULTIPLIE LES STRUCTURES APPROCHANTES OU LES STRUCTURES INVERSÉES

La bonne sonne
la tarte tarde
le train traîne
le chien est bien
le lien est loin
mange l'orange dans la grange
gagne la grange
l'arche cachée crache sa charge
tape sur la pâte
la tuile huilée luit sous la pluie
le maire marri marie sa fille
le maire manie la rime
mira rima et se mira
donne une bonne pomme
donne une tonne de bonnes pommes

le mage mange le fromage
le mage mâche en marchant
la magie de l'image mange le mage
on déforma le format du fromage
on réforma le format de la forme à fromage

vide vite ce flacon de flocons
il vida le flacon sans façon

tiens ton lion loin de toi
lie le lion loin de ce lieu

le berger charge la berge d'une gerbe
repu d'eau pure le serpent pense et se repent
quel présent ce serpent de Perse
le perse perça de sa serpe le serpent de Perse percé d'un coup de serpe
il va oublier son boulier
son bouclier est bouclé

le soir les rois reçoivent

elle est ravie des avaries
elle est ravie de varier ses raviers
le navire avarié vira pour varier
c'est une vraie avarie

il te prête en pure perte
la robe neuve de la veuve est venue
borde le bord de la robe brodée

le flocon cogne le flacon
Roger ronge ses ongles rognés
il buta contre le bâton tombé de la butte de béton
un faucon sans façon

point de potin dans ce coin
elle porte une robe bordée de moire noire
le russe rusé ose user de ruse
cette ruse sûre m'use
comment se nomme cet homme
les patrons dirent partons
le pardon du patron est un don

le brise-lames brise la bise du large
ses larmes donnèrent l'alarme
l'alarme de ses larmes est une arme
il rame dans la mare de ses larmes

saute et sauve-toi à cause de la sauce
le curé recru récure la cure écrue

contourne le trou de la tour trouée
retourne la tour trouée
roule sur la route de la tour

ménage le manège
la ramure murmure
il adopte la coutume du costume

tu te polis les poils
pince le prince
rince la pince du prince
regarde le grade du gradé
le gradé gardé regarde les dégâts

mon amie Annie aime la mie de pain
l'aîné niais nia le fait
le niais misa mais le nia
mon amie aime l'anis

la truite cuite couvre le plat
le plat de plies pâlit
empile les piles de plies
une plie remplie de pilipili pilé
empile les plies et les piles

garnis la grange de granit orange
le grain du granit garnit la gare
ce granit grandit la garni

elle veille la vieille à la vielle
la vieille bielle s'embellit
la vieille la veille joua de la vielle

Rémi rame les armes à la main
Rémi armé rame sur la mare
le marin malin rame sans arme

il se disperse et se dépense
il se dispense de penser
je pense qu'il se dépense sans penser

le navire chavire mais se ravive
l'avis le fit se raviser
il visa l'avis sans aviser

il se coupe le pouce
le pinson pensa sur un sapin
le poinçon pinça le pinson
poinçonne le pinceau
la pointe du poinçon pinça le pinceau pointu

brosse la bosse du chameau
il brossa ses sabots et se botta la bosse

qu'il sache qui chassera le sachet
il se disperse et se dispense de penser
la terre avale la lave du cratère

le singe songe et se signe
range ce linge sur la ligne
il range le linge ligné

coupe la branche de ta chambre

la mûre remue sous la ramure
il remua l'armure sous la ramure

presse le reste du zeste

livre la lire
retire le lire de sa tirelire
il livre le lièvre
on dut lever le lièvre au levier

c'est un homme comme une pomme
gomme la somme

la cire crie en fondant
il va crier qu'il va cirer

le merle en larme sonne l'alarme
le merlan lamé se mêlant à la mer

il tria les tarifs taris
le mari rima et pria qu'on parlât
elle fit valser les vases

absorbe ce sorbet
cet homme sobre n'absorbe que des sorbets légers et gelés
on régla la galère légère
on le régala de galettes glacées

il peste contre la steppe
ce tapis de Perse est pressé
passe la serpe sous la presse

on lui donna en grand secret un crédit discret sans aucun discrédit

ourle ton ourlet roulé
l'auto stoppe près de la poste
approche du porche proche de la roche

la pirate pratique envahit une partie de la patrie sans se départir
le pirate parti, la patrie fut sauvée en partie
quelle pitrerie cette piraterie
il parla que la paire de pirates emporterait une partie de la patrie

dans l'herbe vautré, il trouva une limace sans malice qui fit des grimaces
la milice est sans malice

garde toi de te gratter

le guide te guide sur la digue
le guide guindé indique la digue

son arrivée ravive mon ravissement
il se sert du rivet vert
qu'il serve cette conserve versée dans la réserve
il renverse la conserve
la sœur converse converse le couvert du couvent
il converse à propos des conserves

sans sandale elle fait scandale
repousse la soupe
elle ne souffre pas que je souffle sur la soupe ni que je la repousse
quel écueil ce cercueil

démoule le moule mouillé
mouille la moule dans le moule
la semoule mouillée est démoulée

hume l'humour de son humeur
l'humour de son humeur humaine me remue

le corse manie la crosse
enlève la crasse du casier cassé

le potirons en pâtiront si nous partons
si nous partons nous prêterons nos potirons
les potirons du patron partiront en portions

le couple bat sa coulpe
la poulpe pollue la pulpe poilue

je parie qu'il répare la prairie
il pariera qu'il paiera

range les harengs sous le hangar
une sorcière en corset croisa les corsaires escrocs

elle est malingre mais maligne
elle n'est ni malingre ni maligne

je conteste le contexte de ce texte contesté
l'amiral admira le mirador admirable
le minéral de l'amiral est admirable

caresse le carrosse de ta crosse
il demande une amande
l'amande mangée me démange

ma compagne m'accompagne à la campagne
le public publie la république
toute élection est sélection

nous cachons nos cochons dans un cachot
ce cachot choqua Charlot

sa confession le remplit de confusion
le député amputé fut déporté
on emporta le député amputé

cet artifice attriste l'artiste tsariste
l'atelier du batelier a une allure altière
son râtelier est altéré
l'atelier fut alerté

il a une gamme de gommes
approche du porche proche
la lecture du lecteur est lente
le cocher écorché se rengorge

il prête serment sur le sarment
embarrassé il l'embrassa
le fournil fourmille de fourmis
il fait cure de carottes crues

mon voisin a du foin à foison
buvarde la bavure
il bavarde d'une bravade

le chahut du cahot nous charme
il s'acharna à harnacher le cheval rebelle

le cinéaste démonta le montage de la montagne
la mer a démontré qu'elle était démontée

trace la carte
on ne trompe pas un homme de sa trempe
ta veste est trop vaste
il vogue sur la vague

le coussin du cousin est cousu
il croque la coque de la noix
la coque craque
la tortue te torture à tort

la boule roule sur la poule qui s'écroule
la lourde boule roule
regarde la poule à la loupe

c'est une brousse bourrée de bourses
bourre ta bourse
un cabri broute la tourbe à l'abri
l'abri du cabri est sali
que ces câpres sont âpres

il montre le monstre qui monte
je te parie une paire de poires poivrées

c'est un drôle de rôle
ta robe bâille à la taille

ils rentrent à trente sous la tente
que cache ce coche
sa mâchoire crisse sous la crise
le noyau de cerise crisse sous sa mâchoire

il passe la bible au crible
ces histoires de sonnettes sont des sornettes
le lion encagé est enragé
le labour est un labeur de valeur
le voleur vola une vielle de valeur

mon collègue du collège est en colère
il est aussi implacable qu'incapable
il est aussi coupable que capable
il est aussi impeccable qu'implacable
un coupable implacable

son opacité dépasse la capacité de sa rapacité
la capacité de sa carapace est grande

le tigre agile agite la tige
l'artiste ratisse et attise le feu
ce solitaire est solidaire

un sort implacable le rend incapable
ce placard impeccable est une leçon implacable
avale ce radis raide et ridé

ca labour est un labour laborieux
encage cet enragé engagé qui saccage la cage
ta promesse est une prouesse
l'intimité intimide le timide timoré

déchiffre et défriche ce manuscrit défraîchi
le voleur mit le magot dans le cageot du cargo
pas trace de la carte dans le cadre

le lièvre lève la lèvre
la lèvre du lièvre se relève

le sculpteur galbe la jambe glabre
le cancre leva l'ancre

ils savent que le savant savait souvent
le savant en se sauvant renversa le vase dans la vase

le hululement de la hulotte déclenche le hurlement

d'habitude il est en hébétude
l'adopté s'adapte
il rôde autour du décor doré
cette pierre vermeille est une merveille
il rêve d'une veste verte
il rêve d'un verre de verveine

il se porte garant du grand hangar
longe la loge sans la lorgner

la bielle brille près de la bille
la bille qui brille est libre
la fille se fie à la file

ce poing a de la poigne
l'agent ganté était sans argent
cet étang est étanche
l'argile est fragile
l'agent rageant fouille la foule
la folle vole la fiole et la viole

la luge s'englue
élague les algues de la lagune
mène la mule près de la meule
le borgne lorgne la borne

la gourde rouge du gourmet

retire le titre de l'article
retire le tiret du titre de l'article

le bidon a bondi
il tomba au combat
le talus fut son salut
la fange gagne la grange

il va traire la vache tarie
je parie qu'il prie
il pria, je parie
porte la tenture à la teinture
cette pinte peinte est pleine
ne torture pas la tortue tordue

cette farde est fade
cette anguille languit comme une aiguille
la bise me brise

casse cette caisse de cigares
il a cassé les caisses cassées

le banc blanc brille

on mit la poudre sur la poutre
saupoudre la poutre de poudre

on va lui recoudre le coude
la peau du coude est douce

son dentier entier s'est cassé
il rampe sous le pampre

le canot côtoie le canton

les savants savent souvent
les savants se sauvent souvent

il vit l'ombre de la bombe
l'ombre bombée de l'arbre le fit tomber

c'est un bourgeois brugeois
ce bougeoir brugeois fait bourgeois

c'est un bien piètre pitre
le rentier va tenter trente francs au tiercé
la marche charme Marc

c'est la madone du nomade

ce postiche pistache est un pastiche
son règne doit le gêner
la neige me gêne
je désire qu'il réside ici
la grange gagne à être grande
il souffre de sa frousse
le guide guindé prend un air digne
le guide guindé guide le groupe sur la digue
on lui laissa la liasse avec liesse
il n'a pas digéré d'être dirigé

c'est un laveur de valeur
sache mettre un terme à la chasse
la santé du sénat est sans faille

il va relater l'alerte
la presse relate l'alerte

une soupière couverte de poussière
il colporte des cloportes

il étudie l'emprise des empires
son emprise empire

on va lui confier des fruits à confire
le pirate paria une paire de tapis

change la litière de la vache laitière
la literie de la laitière est laide

on a forcé le coffre
ces ruine vont nuire
le pirate fit paraître une partie du troupeau
on dosa le soda
il suit la course de la source
ma tante a une natte tannée
on étira l'étrier avant de le retirer

B) PHRASES CONTENANT DES MOTS À STRUCTURES COMPLEXES

L'obscurité de cette fresque mauresque est suspecte.
Cet escargot est rescapé du déluge.
La psychologie et la philologie sont des sciences subtiles.

Ce staticien perspicace mais efficace manie la statistique avec l'exactitude des hommes de science.
On a subtilisé les crustacés incrustés sous l'inscription de cette construction.

L'excursion annuelle a consisté en une ascension périlleuse mais irrésistible.

La susceptibilité des inspecteurs et des percepteurs est spectaculaire.
Il ne subsiste aucune trace de l'éclipse solaire.
Le prestige de la prestidigitation éclipse l'ingéniosité des autres spectacles.
Les spectateurs ébahis ont applaudi.

Il ne subsiste aucune trace des crustacés.
Ce philologue ambitieux déchiffre le texte caractéristique d'un philosophe slave anonyme du Moyen Age.
La réception perspicace n'accepte aucun prospectus circonspect.

La perspicacité de ce psychologue efficace contraste avec sa susceptibilité.

La conservation des crustacés exige des soins spéciaux.
Ce spécialiste publie sous un pseudonyme sympathique.
L'électricien a inspecté l'installation électrique de cet immeuble ancien.
L'inspection de la construction se fit dans la circonscription.

Le vestibule conciliabule au crépuscule.
Le corpuscule est minuscule.
On a expulsé les capsules.
Le funambule gesticule et se contracte.
Le jardinier sarcle les rhododendrons.

Le vétérinaire plein de sollicitude administre un vermifuge au rhinocéros.
Le chirurgien dans l'incertitude a conseillé l'opération de son patient.

On a cueilli un bouquet magnifique de coquelicots coquets.
On a pris des précautions disproportionnées avec la situation qui les a inspirées.
Cet échantillon fonctionne à la perfection.

Les exhalaisons exaltent les démangeaisons.
L'exagération de ce fonctionnaire est une exception qui confirme la règle.
La combustion de cette matière incandescente arrive imperceptiblement à extinction.

Ce curieux personnage a osé se hasarder dans ce magasin étrange et inaccessible… c'est bizarre et enthousiasmant.
Le comptable n'a pas conscience de s'être trompé dans sa comptabilité.

L'inexactitude de ce fonctionnaire m'exaspère.
On exhaussa le mur pour exaucer son vœu le plus cher.

7. Lecture de textes courts

POÈMES

Vent d'hiver

C'est un vent méchant
c'est un vent grondant
c'est un vent mordant
c'est un vent d'hiver.

Il passe en hurlant
il passe en grinçant
il passe en sifflant
il passe en soufflant
il vient du désert.

C'est le vent de la bise
c'est le vent qui brise
c'est le vent mouvant
c'est le vent qui grise
c'est le grand vent
le vent grondant de l'océan.

Actions

La papillon vole,
le moineau s'envole,
et la caracole,
rampe sur le sol.

La biche sautille,
le bébé babille,
les guêpes fourmillent,
la tortue gentille,
traîne sa coquille,
le poisson frétille,
et se recroqueville.

La vache rumine,
le taureau fulmine,
le gamin gamine,
la maison s'anime,
le voleur rapine,
l'abeille butine.

L'automne frissonne,
la bouilloire ronronne,
l'écolier ânonne,
la maman pardonne,
la marmotte marmonne,
l'ouvrier ramone,
le bourgeon bourgeonne,
la cloche bourdonne.

La pluie nous mouille
et nous éclabousse,
la grille se rouille
sous l'herbe qui pousse.

La tortue s'enterre
pour passer l'hiver,
le froid nous enserre
dans sa main de fer.

La papillon vole,
les feuillent s'envolent,
la vie bourgeonne,
le monde frissonne,
le monde s'agite
pour tourner plus vite.

Mon jardin merveilleux

J'ouvre la grille toute grande
du jardin qui m'enchante.

J'ouvre la grille luisante
où se posent les oiseaux
en bandes.

Je cours sur les chemins
depuis le grand matin,
je saute et je gambade
comme un petit lapin
heureux de ma promenade
dans l'air frais du matin.

Je rampe dans l'herbe verte
en quête de violettes,
je rampe dans l'herbe verte
à la recherche
de pâquerettes.

Mon jardin m'émerveille
du matin jusqu'au soir,
j'assiste à son réveil,
j'admire ses merveilles
jusqu'à ce qu'il fasse noir.

Les groseilles vermeilles

Cueille les groseilles vermeilles
qui brillent sous le soleil,
cueille ces grappes vermeilles
que butine l'abeille,

rouges et rondes et transparentes
comme elles sont appétissantes
traversées par le soleil
ce sont de petites merveilles.

Les groseilles vermeilles
que butine l'abeille
brillent sous le soleil

rouges luisantes
et transparentes
les grappes pendent
perles merveilles
sous le soleil
boucles d'oreille
qui m'émerveillent.

La mer du Nord

La mer du Nord
roule ses vagues noires
la mer du Nord
roule ses vagues noires
depuis le matin jusqu'au soir.

La mer du Nord
mousse d'écume
la mer du Nord
mousse d'écume
ensevelie sous la brume.

Le mer du Nord
calme, s'endort,
la mer du Nord
calme, s'endort
tout en faisant des rêves d'or.

Le mer du Nord
parfois se fâche
parfois s'irrite,
le mâts s'arrachent,
les digues s'effritent,
la mer du Nord
gonfle ses vagues noires,
sa rage mord,
elle se tord.

La mer du Nord
parfois éclate
jusqu'à ce que le ciel la mate.

La ville s'endort

La ville s'endort
sa journée finie.

Les rues de la ville
se disent bonsoir,
les trottoirs se vident
les lampent s'éteignent
les volets se ferment
c'est le calme soir.

La maison s'endort
ivre de sommeil,
les portes se ferment
les braises s'éteignent
on se dit bonsoir.

Blottie dans mon lit
j'écoute la nuit,
la ville s'endort
les trottoirs se vident
la maison se calme,
blottie dans mon lit
je ferme les yeux
c'est le couvre-feu.

Mon verger

Que voyez-vous
dans mon verger ?
dans mon verger
que voyez-vous ?

des pommiers doux
des cerisiers et des pruniers
et des centaines de poiriers,

dans mon pommier
que voyez-vous,
que voyez-vous
dans mon pommier ?

J'y vois des tonnes
de bonnes pommes
rondes et tendres et friponnes,
j'y vois des tonnes de bonnes pommes
qui vont mûrir pendant l'automne.

Que voyez-vous
dans mon verger,
dans mon verger
que voyez-vous ?

J'y vois des poires
et des prunes,
les unes sont noires
les autres brunes.

J'y vois des cerises merveilles
qui font le bonheur des abeilles,
j'y vois des fraises, des framboises
et des merles couleur d'ardoise.

Dans mon verger
y venez-vous ?

La joie

Je ris
je danse
je saute
je suis contente
et tout m'enchante,
je suis joyeuse
je suis heureuse
et je le chante.

Je suis gaie
je ris à pleines dents
je danse dans le vent
je saute tout le temps.

Je suis joyeuse
je suis heureuse
la vie m'enchante
et je la chante.

Je suis triste, aujourd'hui

Je suis triste, aujourd'hui
je pleure
j'ai peur
j'ai froid.

Je marche à petits pas
en fendant le brouillard.

Je suis triste, aujourd'hui
ma figure se creuse
je ne suis pas heureuse.

Je suis triste aujourd'hui
je pleure
j'ai peur.

Mon cœur est tout transi
le soleil est parti.

Je suis triste aujourd'hui.

La Terre est belle

La Terre est belle
crie l'hirondelle,
le soleil chaud chauffe ma peau.

Le monde est beau
dit le moineau,
le monde est beau
vu de là-haut.

Ah ! que le monde est grand
soupire le serpent,
ah ! que le monde est grand
quand on marche en rampant.

Oh ! que la mer est bleue
chante le matelot,
oh ! que la mer est bleue
quand on la suit des yeux.

Oh ! que mon herbe est tendre
crie la salamandre,
oh que mon herbe est tendre
et que j'aime m'y étendre !

Et que l'averse est douce
soupire le tas de mousse
et que l'averse est douce
pour les herbes qui poussent.

Ah ! que la Terre est belle
et que le monde est beau !

Jeu de mots

À la une, j'attrape le lune
à la deux, je la coupe en deux
à la trois, je la donne aux oies.

À la quatre, il faut que je parte
à la cinq, je cours à la minque
à la six, j'embrasse la bise
à la sept, je me trouve prête
à la huit, les pommes sont cuites
à la neuf, mes souliers sont neufs
à la dix, j'avale une cerise.

À la onze, je frappe le bronze
à la douze, papa tond la pelouse
à la treize, je cueille les fraises.

À la quatorze, on n'a plus de force
à la cinquante… tout recommence.

Madame la gamme

Madame la gamme
enfile ses perles
pour former
des colliers de sons
de danses et de chansons.

Madame la gamme
très affairée
pose les notes
sur la portée.

Le do, le ré, le mi, le fa
montent et descendent de haut en bas,
le sol, le la, le si, le do
joyeusement leur font écho.

Madame la gamme
sans s'arrêter
fait et défait
son beau collier,
ses perles claires
sans s'arrêter
fusent et tintent
et remplissent l'air.

Ses perles claires
sans s'arrêter
chantent sans cesse la gaieté.

Le gros chagrin

C'est un tout petit bout d'homme
un peu moins haut que trois pommes.

Il s'en revient de l'école
la cartable sur le dos
et traînant un chagrin gros.

Il est bien gros le chagrin
de notre petit gamin
car les larmes roulent, roulent
en faisant de grosses boules.

Mais qu'est-il donc bien arrivé
pour être si désolé,
quelque crime abominable,
quelque perte irréparable ?

Non… mais seule une maman
qui connaît si bien son grand
pourra remettre en état
le chagrin du petit gars.

L'année nouvelle

L'année finit
l'année commence
parée de gui
elle poursuit la danse.

Tout le monde suit
on tente sa chance
le temps vous poursuit
toujours en avance.

Une année s'enfuit
et l'autre commence
le monde vieillit
… les hommes aussi.

Réveil

Toute la nuit il a plu
une plainte de petite pluie
modeste, continue.

Fatigué de son insomnie
il a peine à s'éveiller le matin.
Le voila qui bâille, se cabre,
s'étire en gros nuages noirs.

Son humeur est chagrine,
que va-t-il faire,
se lever, se rendormir ?
Il ferme un œil, une larme coule,
il ouvre l'autre, et que voit-il ?
Avant-coureur du soleil
un petit rien de rayon d'or.
C'en est assez,
d'un bond, il s'est levé.

Finie la grasse matinée
il faut entamer la journée.

Mal de dents

Mal de dents
lancinant
agaçant
le plus fort
tu me tords
tu me mords.

Mal de dents
harponnant
énervant
tu m'énerves
et me crispes.

Mal de dents
pénétrant
harassant
tu me vrilles
tu me ronges
tu me fores.

Mal de dents
insistant
doucement
lentement
savamment
sûrement
tu me tiens
et me réduis à rien.

Mal de dents
lancinant
noir cafard
qui fait voir
tout en noir.

Un rêve

La nuit
mon lit
tout dort
je rêve
je cours
le long d'une grève
je saute
les pieds dans l'eau

Les vagues
moussent et m'écument
la mer est couverte de brume.

Un vent sauvage
me fouette le visage
je ris
l'orage gronde
la pluie m'inonde.

Je me dépêche
mes joues sont fraîches
je frissonne
et je m'étonne.

Mon réveil sonne
il faut que je me lève
la nuit
mon lit
il n'y a plus de rêve.

Soir

Tout doucement
tombe le soir
et lentement
coule le noir.

Le jardin s'assombrit
et se peuple de songes
et dans l'air rafraîchi
un rayon se prolonge.

Tout le jardin frissonne
en un bruit de tissu
il remue et bourdonne
le soir est revenu.

Tranquillement
dans le silence
il glisse et pense
au jour suivant.

Il pleut

Il pleut, il pleut, il pleut
interminablement
le clapotis indéfini
de cette pluie
frappe au carreau
à petit bruit
imperturbablement.

Et le vent et le vent et le vent
qui se mêle à la pluie
entre en tourbillonnant
et fait voler la suie.

Il pleut, il pleut, il pleut
interminablement
il fait froid
tout est gris
tout est vieux
mélancoliquement.

Il pleut, il vente, il pleut
tout est noir et affreux
interminablement.

Le hibou

Penché sur l'arbre
au clair de lune
dans la nuit brune
statue de marbre
le vieil hibou
veille debout.

Nuit après nuit
quand rien ne bruit
quand rien ne luit
veilleur de nuit
le vieil hibou
surveille tout.

Dans la nuit noire
quand il fait soir
quand tout repose
sans faire la pause
le grand hibou
à l'œil morose
règne sur tout.

Ses grands yeux ronds
sont des lampions
qui font la ronde
qui la nuit sondent.

Jusqu'au matin
dans le sapin
il reste en place
statue de glace
tel un rapace
à l'œil malin.

Le train

Le train roule dans la campagne
le train siffle dans la montagne
le train roule et il souffle
le train siffle et il roule.

Le train chante dans la campagne
le train souffle dans la montagne
le train chante et souffle
le train souffle et il chante.

Le train court dans la vallée
le train traîne dans la montée
le train court et le train traîne
le train traîne et le train court

Le train rit à l'arrivée
il crachote sa fumée
sur le quai c'est la ruée
dans le ciel c'est la nuée
le train rit à l'arrivée
il termine sa journée
il finit sa randonnée.

La vie

Il passe dans la rue
il marche, il s'arrête
salue, sourit, continue
revient chez lui.

Il prend la clé
ouvre la porte
puis la referme,

tire son manteau
pose son chapeau
met ses pantoufles
se met à table
ouvre la bouche
se sert
mâche, mastique, avale
boit, se ressert
soupire
s'étire
monte l'escalier
s'étend, s'endort.

Lundi, mardi
janvier, février
un an, dix ans
cent ans
et il aura vécu.

Décor

Toits gris
fumée, arbres morts
beau décor.

Suie
poussière
nuage et pluie
froid de l'hiver
morne grisaille
de la misère
chape de plomb
murs en béton
triste horizon
de millions d'hommes.

Fantaisie

Il pleut
comme jamais
il n'a plu.

Le vent allègrement
s'en donne.

Les gouttes en ronde
tourbillonnent.

Il pleut
comme jamais il n'a plu.
Jamais
il n'a plu
comme il pleut.

Le jardin avant la pluie

Un couvercle d'acier
pèse sur le jardin
il est gris, désolé
il couve son chagrin.

Les arbres dénudés
les sentiers délavés
les parterres vidés
geignent
sur le point de pleurer.

Tout à coup
c'en est trop
étouffé, oppressé
le jardin au cœur gros
ne peut plus supporter
son couvercle d'acier…

Il se met à pleurer, pleurer, pleurer
sans pouvoir s'arrêter.

Tout est commencement

Ces pavés que tu foules
combien les ont foulés.

Ces chansons que tu chantes
combien les ont chantées.

Ce bonheur que tu cherches
combien l'ont recherché.

Ces pleurs que tu déverses
combien en ont versé.

Cet enfant que tu berces
combien en ont bercé.

Cet homme que tu blesses
combien en ont blessé.

Cette terre où tu vis
combien l'ont déjà vue.

Ces mots que tu emploies
combien en ont usé.

Et pourtant tout est neuf
comme au premier printemps.

Pour chaque être qui vient
tout est commencement.

Écoute

Entends la chanson de l'eau
qui coule et roule vite
entends les grelots de l'eau
qui remplissent le seau.

Écoute la chanson du ruisseau
qui mousse et serpente et palpite
entends la chanson du ruisseau
qui transporte les bateaux.

Entends la chanson du feu
qui se fâche et crépite
et qui vire du jaune au bleu
écoute la chanson du feu
qui fait rougeoyer la marmite.

Écoute la chanson du vent
qui saute, court et se précipite
entends la chanson du vent
qui hérisse l'eau de l'étang.

Écoute la chanson du monde
qui parle crie et s'agite
remplis-toi de ses grandes ondes
écoute la chanson du monde
et entre à ton tour dans la ronde.

Nous, les Poubelles

Toujours dehors
par tous les temps
depuis longtemps
la pluie nous mord
aussi le vent.

Ce que les hommes
ne veulent plus
les détritus
de vieilles pommes
on nous les donne.

Chaque lundi
de la semaine
et le jeudi
l'on nous entraîne
à moitié pleines
et l'on nous mène
sans précaution
jusqu'au camion
qui nous emmène
pour de bon.

C'est donc l'été

Les oiseaux trillent
le soleil brille
c'est donc l'été.

Les jours plus beaux
le temps plus chaud
les nuits plus douces
dehors nous poussent.

Il flotte dans l'air
comme un mystère
fait de senteurs
de bonne humeur
amalgamées
à la chaleur.

Le soleil brille
l'orage gronde
l'oiseau babille
la pluie m'inonde.

L'herbe roussit
le blé mûrit
les fruits aussi.

Les jours plus longs
l'air plus profond
le ciel plus haut
la vent plus chaud

C'est donc l'été
et sa clarté
comme chaque année
on en est étonné.

De par la fenêtre

De par la fenêtre
à l'aube glacée
frissonne une étoile
avant la rosée.

De par la fenêtre
au petit matin
il pleut de la lune
à même le jardin.

De par la fenêtre
le jour est entré
à coups de baisers
il m'a réveillé.

De par la fenêtre
j'ai ouvert les yeux
je l'ai salué
et j'ai dit tant mieux.

Je me suis levé
et j'ai travaillé
la journée passée
je me suis couché.

De par la fenêtre
la nuit a chassé
le jour écoulé.

De par la fenêtre
dans le ciel glacé
s'allume mon étoile
dans la nuit feutrée.

Histoire d'une feuille morte

Elle vole
et s'envole
tourbillonne
caracole
virevolte
batifole
comme folle
atterrit dans la rigole
la feuille morte
à l'automne.

Mais le vent rapace
la pourchasse
la tracasse
et la chasse
dans l'espace.

Et la pluie la mouille
et la souille
et la rouille
dans ses flaques.

Des pas la piétinent
la boue la patine
les larmes lui coulent
perdue dans la foule
elle se roule en boule.

Ainsi se termine
la course enfantine
de la feuille morte
qui se croyait forte
qui tourbillonnait
que le vent chassait
que la pluie souillait
que la foule foulait…

Fantaisie

Depuis longtemps déjà
la pluie n'est plus tombée
on n'a plus entendu
la clapotis léger
des gouttes de la pluie

On n'a plus respiré
son odeur distillée
de feuilles écrasées.

On n'a plus essuyé
les baisers de la pluie.

On n'a plus commenté
les méfaits de la pluie.

Depuis longtemps déjà
la pluie n'est plus tombée.

Le monde est malheureux
sans sa ration de pluie.

Le monde n'est pas heureux
quand jamais il ne pleut.

La lune malicieuse

La lune malicieuse
a frappé au carreau
et grande capricieuse
a forcé les barreaux.

Sa face hilare et débonnaire
habituée à notre terre
m'a réveillée en pleine nuit
illuminant les pieds du lit.

Elle m'a souri comme une amie
puis d'un coup s'est évanouie
en me laissant bien ébahie.

La lune capricieuse
a quitté le carreau
et belle malicieuse
est retournée là-haut.

À mon tour j'ai souri
et yeux éblouis
je me suis rendormie.

Brouillard

Un brouillard épais
ouate le jardin
on ne voit plus rien
de ce qui était.

Un brouillard blafard
embue les rues
les maisons voilées
sont démesurées.

Un brouillard profond
fait qu'on se confond
voile de coton
on tourne en rond.

Un brouillard maussade
cache les façades
il nous envahit
il nous ensevelit.

Un brouillard austère
de ses griffes sévères
enserre la terre
et la rend amère.

Un brouillard hostile
pareil aux reptiles
enlace la ville
et nous envenime.

Un brouillard humide
glacé souple et fluide
partout fait le vide
il se glisse partout
partout il s'infiltre
et imbibe tout
de son teint livide.

Un brouillard épais
ouate le jardin
on ne voit plus rien
de ce qui était.

Le sourire

Un jour
une petite fille
qui ne possédait rien
me donna
son sourire
le plus tendre des biens.

Il faisait froid
et j'avais faim
je grelottais
de frissonnant chagrin.

Le greffai dans mon cœur
ce sourire si doux
de la petite fille
qui n'avait pas un sou.

Il devint une fleur.

Un jour
une petite fille
qui ne possédait rien
me donna son sourire
le plus puissant des biens.

Et la fleur a grandi
la petite fille aussi
je ne sais où elle est
mais toujours dans mon cœur
son sourire me suit.

Elle a grandi la fleur
la petite fille aussi
je ne sais où elle est.

Maintenant dans mon cœur
c'est moi qui lui souris.

La vie

Tant d'hommes avant nous
ont vécu, espéré
tant d'hommes, avant nous
sont venus sur la terre
puis s'en sont retournés
tant d'hommes avant nous
déjà ont balbutié
leurs chagrins et leurs peines
leurs joies et leurs espoirs
leurs amours et leurs haines
et leur désir de croire.

Tant de vies ont vécu
dont nous n'avons rien su
et chose merveilleuse
heureuse ou malheureuse
pas une ne fut la même
chacune a son destin
qu'elle accomplit soi-même
chacune a son dessein
qu'elle réalise
plus ou moins bien.

Paysage d'hiver

Soleil rouge
au-dessus d'un toit
arbre noir
jardin nu
plaque de neige
panache de fumée
grise
dans le ciel
gris

silence
attente
absence
paysage d'hiver.

Cueille ce jour d'hiver

Cueille ce jour d'hiver
lourd du poids de l'année.

Cueille ce jour sévère
prends-le comme il advient.

Cueille la pluie qui tombe
et que le vent essuie.

Cueille l'heure qui sonne
sans songer qu'elle sonne.

Amasse tout ce noir
cette mort, cette boue
balaye cette suie.

Fais un grand feu de joie
et puis songe à la vie.

Dimanche matin

Dimanche matin
tout fendillé de cloches
dimanche lumineux
halte au creux de la semaine
le temps s'arrête de voler
il se glisse à pas feutrés
sous la caresse des pavés.

Hiver

Un coin de vitre sale
un arbre délavé
un ciel gris et bouché
l'hiver et sa grisaille
l'hiver et sa limaille
de neige et de glaçons
l'hiver qui vous cisaille
l'hiver qui vous entaille
à coups de gel et de frissons.

La rose d'automne

Une rose à l'automne
au milieu du parterre
douce et pâle lumière
elle n'attend plus personne.

La rose d'automne
prépare la terre
à passer l'hiver

frileuse grand-mère
tout à coup frissonne
d'être solitaire.

Les rayons d'été
ont teint sa corolle
les oiseaux légers
pour elle ont chassé
les mouchettes folle,
l'araignée frivole
tisse son étole
la rose a capté
les jours écoulés.

Tout est sombre à présent
les feuilles tombées
les plantes fanées
les herbes coupées
les moissons rentrées
les tortues cachées
les oiseaux partis
les fruits sont cueillis
l'été est fini.

Tout est noir et sévère
seule sur la terre
la rose d'automne
distille la joie
des jours de lumière.

Papillon

Papillon
papillonnant
tout frémissant
tout scintillant
tu voltiges
tu sautilles
tu t'éparpilles
en mille tours.

Pendant ce temps
la terre tourne
et les gens vivent
les uns se battent
et se chamaillent
les autres prient
se sacrifient.

Les uns s'en vont
d'autres arrivent
les uns sont pauvres
et ils ont faim
les autres riches
le ventre plein.

Les uns s'amusent
les autres peinent
chacun son lot
voilà la vie.

On est là

On est là
la vie en creux
on ne sait
où elle nous mène.

On est là
la vie en creux
sans savoir
ce que l'on veut.

On est là
la vie en creux
sans savoir
qu'on est heureux.

Souviens-toi

Souviens-toi que l'été
supplante le printemps
que l'hiver dénudé
frisonne après l'automne.

Laisse la lune briller
et la tempête hurler
et le soleil chauffer
et le feu pétiller
et la mer avancer
et le torrent couler
et les plantes pousser
et les oiseaux voler
les étoiles scintiller
les vagues écumer.

Laisse les arbres fleurir
et l'herbe reverdir
et les moissons blondir
et le désert pâlir
et le verger mûrir
et les biches bondir
et les roseaux frémir
et les enfants grandir
et les parents sourire.

Regarde-les
sans rien leur demander
ils ne se laissent pas capter.

Ennui de ces dimanches

Ennui
de ces dimanches
ensevelis
sous une pluie.

Tristesse
de ces dimanches
qui paressent
sous l'averse
des cloches.

Mélancolie
de ces dimanches
trop habillés qui s'effilochent et
qui s'accrochent
aux pavés.

Morne grisaille
de ces dimanches
emmitouflés
qui traînaillent
sur les pavés.

Lassitude
de ces journées
d'hébétude
claquemurés
dans l'habitude.

Agacement
de ces dimanches
du bon vieux temps
noyés
dans le recueillement.

Désespérance
de ces dimanches
anéantis
sous le silence
de l'ennui.

Ma joie

Ma joie
petite joie
à deux mains je te tiens.

J'ai si peur que tu partes
aussi je te tiens bien.

Oh ! dis !
tu ne vas pas partir
quand tu es là
tout luit.

Oh ! dis !
tu ne vas pas t'enfuir
sans quoi je vais mourir.

Joie
si douce amie
amie de mon cœur
entrée dans ma vie
comme un parfum de fleur.

Joie si neuve pour moi
si neuve et si exquise
plus fraîche qu'une brise
je me grise de toi.

Joie
menue et si forte
à la fois
puissance qui m'emporte
d'ici-bas.

La meilleure des fées
tu secoues mon cœur
me voici transformée
en source de bonheur.

Bilan de fin d'année

Un an
un an s'est envolé
mettant dans son panier
un morceau de ta vie

un an
un an s'est envolé
emportant pour jamais
ce que tu auras fait

tout le bien, tout le mal
tes peines, tes regrets
tes reculs, tes bienfaits
tes espoirs, tes projets

un an
un an s'en est allé
prenant dans son panier
un morceau de ton cœur
un an s'est enfui
muni de ton bonheur.

Respire

Respire à pleins poumons
la pureté de la nuit
la pureté de minuit
respire à pleins poumons
l'essence de la nuit
distillée de silence.

Respire à pleins poumons
cet air vif et nouveau
cet air inemployé
non encore épuisé
par le jour écoulé.

Respire à pleins poumons
l'essence de la nuit.

Lundi

Premier de la semaine
long lundi tu te traînes
interminablement.

Derrière toi
tu entraînes
les jours suivants.

Long lundi infini
quand te voilà passé
on se sent soulagé.

Et pourquoi donc
es-tu si long
long lundi
infini ?

Tu es si long
et tu t'allonges
et tu t'étires
comme un soupir.

Le lundi
tout est gris
insipide
et semble pris
entre deux vides.

Allons courage
il va passer
fais ton ouvrage
sans murmurer.

Le soir viendra
sans y penser
et ce lundi
indéfini
sera fini.

Rapidement
le soir viendra
à ce lundi
et avec lui
entraînera
le jour suivant.

Résurrection

N'oublie pas de vivre
laisse-toi pénétrer
jusqu'à en être ivre
de l'immense beauté
qui autour de toi vibre.

Regarde autour de toi
la nature t'appelle
de ses mains maternelles
elle t'a ouvert la voie.

Tout est paix et silence
comme au premier matin
tout est chant d'espérance
tout est vie et levain.

La terre est un jardin
bourgeonnant de promesse
la terre est un moulin
ruisselant d'allégresse.

Elle sème à tout vent
sa jeunesse éternelle
et c'est toujours nouvelle
qu'elle assure son élan.

Prends exemple sur elle
ne reste pas dormir
songe à ouvrir tes ailes
et à t'épanouir.

Matin

Matin
matin
joli matin d'été
joli matin doré
qui vient de s'éveiller

roucoulades de l'aube
et duos dans les branches
les oiseaux étonnés
ne cessent de chanter

matin
joli matin d'été
la nature accordée
respire émerveillée
la lumière filtrée

matin
joli matin d'été
joli matin doré
prélude d'une journée
chaude et ensoleillée

La rivière

Paisiblement
consciencieusement
à petits pas tranquilles
sérieuse et docile.
elle promène son odeur indéfinie
de saleté, de verdure et de pluie
la rivière.

Elle traverse la ville
et l'enserre comme une île
de ses rives mobiles.

Utile ou inutile
partout elle se faufile
et rampe comme un reptile.

Sans se soucier du temps
sans se soucier des ans
inlassablement
imperturbablement
ses eaux défilent
de par la ville
interminablement.

La rivière s'écoule

La rivière s'écoule
dans ses eaux elle roule
la fange et la houle
de ses ondes elle foule
les galets qu'elle moule
les poissons qu'elle saoule.

La rivière serpente
quelquefois rugissante
elle dévale les pentes
et entraîne les plantes
ou les herbes errantes.

Tour à tour apaisante
elle glisse languissante
ses eaux rafraîchissantes
se tortillent caressantes.

La rivière ondule
de sa voix elle module
le vol des libellules
pour elle les renoncules
éclatent comme des bulles.

La rivière se trémousse
on dirait qu'elle glousse
on dirait qu'elle tousse
alors elle éclabousse
ses rives ourlées de mousse.

La rivière avance
avec calme et constance
elle coule en cadence
et pleine d'assurance
devient la mer immense.

Du haut du clocher

Du haut du clocher
les cloches vont sonner
la fin de l'été
d'un air dégagé
va se retirer.

Du haut du clocher
quand finit l'été
les cloches du clocher
perdent leur gaieté.

Et quand vient l'automne
les cloches tourbillonnent
le vent les actionne
tristes elles ronronnent
graves elles bourdonnent
que l'automne sonne.

Et quand vient l'hiver
Encore plus sévère
les cloches austères
se font plus amères
elles aident la terre
à rentrer sous terre.

Que vienne le printemps
de leur voix d'enfant
les cloches alors chantent
et sont rayonnantes
partout elles pénètrent
brisant les fenêtres
contentes d'annoncer
les joies de l'été
qui va commencer

Du haut du clocher
quand revient l'été
les cloches du clocher
sont pleines de gaieté.

Marine

Des châteaux de sable mouillé
que les vagues vont effacer
des coquillages entrouverts
qui n'ont plus de propriétaire,
des enfants joufflus et bronzés
qui n'ont plus rien que leur gaieté,
le va-et-vient de ces marées
depuis toujours recommencées
les promenades le long de l'eau
les pieds ourlés d'écume qui danse,
bouées, filets, ballons et seaux,
des petits et des grands bateaux
dont les voiles blanches se balancent,
à l'horizon de graves voiliers
qui n'ont pas le temps de s'arrêter,
les pluies d'orage
sur le visage,
les tempêtes qu'on essuie
le sable qui mord comme une aiguille
et quand vient le soleil couchant
l'émerveillement de l'incendie
que les nuages irradient.

Le silence de la nuit

Le silence de la nuit
qui apaise les bruits
a étouffé les cris
a confondu les voix
dont s'estompe l'éclat.

La noirceur de la nuit
a mêlé les couleurs
tout est devenu gris

La fraîcheur de la nuit
a soufflé la chaleur
seule une douce moiteur
nous remplit de torpeur

Le silence de minuit
a suspendu la vie
la nature alanguie
peu à peu assoupie
est comme anéantie

Le silence de la nuit
qui apaise les bruits
a supprimé la vie

Plongée jusqu'à l'aurore
dans un semblant de mort
la nature s'endort.

Un petit garçon

Un petit garçon
doux comme un mouton
une petite fille
derrière une grille

le petit garçon
blond comme le houblon
salue la petite fille
et la trouve gentille

la petite fille
derrière la grille
salue le garçon
et le trouve bon

un petit garçon
une petite fille
on ouvre la grille
qui grince sur ses gonds

le petit garçon
parle à la fille
la petite fille
sourit au garçon

le petit garçon
invite la petite fille
la petite fille
suit le grand garçon
ils vont pour de bon
entrer dans la vie.

Histoire de « corde »

Quand un cordier cordant veut accorder sa corde, pour la corde accorder, trois cordons il accorde, et si l'un des cordons de la corde décorde, le cordon décordant fait décorder la corde du cordier cordant.

La botte d'asperges **(voir page 254)**

À califourchon

Un petit bout d'homme
rond comme une pomme
à califourchon
sur un gros ballon

Il parcourt la terre
il parcourt les mers
traverse le désert
se retrouve en l'air

À califourchon

un boulet de canon
l'envoie dans la lune
il tombe sur une dune
comble d'infortune
la lune importune
le renvoie sur terre
mais un vent contraire
de partout l'enserre
il ne voit plus clair

il cogne un nuage
qui le dévisage
il reprend courage
le nuage l'engage
à deux ils voyagent
et font bon ménage

Après quelque temps
le nuage fond
le petit homme rond
à califourchon

joue à saute-mouton
sur son gros ballon
en un rien de temps
il tombe dans l'étang
il y perd ses dents
mais est tout content
d'être un revenant
à califourchon
sur son ballon rond.

Un petit poisson scie

Perdu dans l'océan
un petit poisson scie
rencontra une amie
à deux ils eurent envie
de faire le tour des eaux
en suivant les bateaux.

Partis de Liverpool
ils arrivèrent au pôle
les glaces de l'Arctique
sont trop frigorifiques
les eaux du Pacifique
sont bien plus bénéfiques

Le sillage d'un cargo
les mène à Mexico.

Il y faisait trop chaud
même au profond des eaux
ils se mirent en route
derrière un grand paquebot
Ils plongèrent sous la soute
soudoyant un matelot
qui les aspergea d'eau.

Mais au cours du voyage
la tempête fit rage
le paquebot disloqué
n'atteignit pas Bombay.

Les poissons rescapés
rêvèrent de regagner
la Méditerranée
la mer de leur enfance
en qui ils ont confiance.

Un vent impétueux
les mène à Marseille
le pays du soleil.

Éblouis par le bleu
ils jurèrent leurs grands dieux
de ne plus quitter ces lieux.

Ils y restèrent à deux
coulant des jours heureux.

POÈMES D'ADOLESCENTS EN LOGOTHÉRAPIE DE GROUPE. EXTRAITS DE *LA PART DES MOTS*

Nous présentons en lecture quelques productions d'adolescents en mal de lire et d'écrire... ils sont passée de la dys... à « l'eulexie et l'eugraphie » ou au bien-être de lire et d'écrire.

La vie d'un homme, ça doit mener quelque part
quelque part, loin
on ne sait où ça peut mener
ma vie empruntera plus d'un chemin
l'avenir nous le dira
pourvu qu'il le dise avec des mots doux
des mots doux comme une caresse.

★

Un petite bobine se faufile dans la cuisine
alors que deux aiguilles s'entrechoquent violemment
leur cliquetis s'entend presque par-dessus la colline
le chat joue avec la petite bobine blanche
non loin de là, une bouteille de champagne est prête
à s'ouvrir et le bouchon monte au plafond
la mousse remplit les verres
c'est l'anniversaire de grand-père
une larme à l'œil il lève son verre
en chantant tralalalère
mais comme il avait un ver solitaire
grand-mère lui avait préparé du lard et des pommes de terre
non loin de là, un peu plu loin quand même
se trouvait une vieille machine à écrire qui faisait
tac tac tac toch
deux touches étaient restées coincés sur le T.F.
T comme tralalalère
F comme fin.

★

Les remous qui sont mous
si mous que ce sont des remous mous
ça remue, ça remue
coucou qui est sous le chou
le chouchou des coucous
et sous le caillou
le genou de Loulou
et dans le trou
des cailloux mous
et sous le loup
les poux du hibou
et sous les poux
l'épouse du hibou
c'est fou !

★

J'aime Hélène qui est une baleine
qui tricote avec de la laine
mais elle n'a pas de veine
car la laine est pleine de petites veines
alors la baleine va chez le chêne
pour lui demander de l'enchaîner
à ses pieds et à son nez
qui est très mal élevé
qui coule sans se moucher
et qui va se pencher sur la haie
du boucher qui est très fâché
et qui va chercher
le policier du quartier
qui était bien embêté
d'avoir manqué
son petit déjeuner.

★

Un pomme belle
une poubelle belle
une banane bonne
une tortue tordue
une tarte plate
une petite puce
un pull à bulles
une bulle à pull
un trou roux
une rue en vue
un pou qui tousse
une bille fille
une bille qui skie
un rat qui rigole
une rigole qui colle.

★

Tout au fond de ma tête
il y a des mots doux
tout au fond de ma tête
les mots sont toujours en fête
tout au fond de mon cœur
mes mots ils chantent en chœur
parfois ils me font peur.

★

Les mots que j'aime
ils sont : bille
la bille qui s'étire en ille
travaille
le travail qui s'étire en aille

Cécile
Cécile avec son cil

vit la vie qui allonge la vie

soleil
le soleil qui est tout vermeil

heureux
l'heureux qui est peureux

hêtre car il peut être
le hêtre dans un être

miroir
le miroir qui mime

j'aime le mot j'aime
car je l'aime.

Mes mots
ils sont en moi
ils sont pour moi
aussi pour toi

mes mots à moi
sont beaux et grands
ils me comblent de joie
quand je les entends

j'aime les répéter
les mettre dans ma bouche
me les incorporer
sans qu'ils soient critiqués

je parle comme je veux
je suis mon maître à moi
je dis ce que je veux
mais tu m'écouteras

veux-tu mes mots à moi
je peux les partager
ainsi nous serons deux
à nous en délecter.

★

Aujourd'hui le vent souffle si fort
fort à réveiller un mort
pour que ça cesse on donnerait bien tout son or
en plus du vent il y a de la pluie et des grêlons
tout ça abîme les champs de melons
de toute façon ce n'est pas la saison
la saison des melons
rentre tes blancs moutons
vivement l'été, c'est plus gai.

Mes mots à moi
mes mots à moi sont fantastiques
mes mots à moi sont gentils
mes mots à moi sont pleins d'amour
ma mémoire est remplie de mots à moi
hop, ils sautent et trottent dans ma tête
tous mes mots à moi
ma boîte à trésor est remplie de mes mots à moi que j'aime
coucou, bonjour, kangourou, petit chou
quand je regarde un paysage je pense à vous mes mots à moi
soleil, vermeil, roseau, tout beau, lune, prune
mes mots à moi ne regardent jamais ce qui est autour d'eux
les mots à moi dansent dans ma tête : c'est la fête des mots à moi.

★

Pain de mie
pain de vie
lie de vin
viens demain
dans mon jardin

★

Un mur qui est dur
un mur qui murmure à un mur
que la vie est dure
un mur en palmure
un mur en plâtre pur
un mur sans fin
un mur enfin
qui a faim
enfin la fin
la fin du mur

★

Le cœur et l'heure
le soleil et l'or
merveille les abeilles
crocodile sur l'île
rose, la pause
la pluie, l'ouïe
parapluie pour l'huile
pull-over ma mère
parachutiste sur une liste
liberté à ça se paie

Allume la lumière
si tu veux y voir clair
disait toujours mon père
à l'allumeur de réverbère.

★

Une vague vague
une vaste blague
un cocher qui coche
un moustique ça pique
une abeille sommeille
au bord d'une corbeille
si on la réveille
gare à la groseille

★

Minuit.
la nuit
tant pis
la vie
la mort
le sort
et zut alors
je dors

★

L'oiseau qui vole
déploie ses ailes
déploie ses ailes aussi
belles qui le veut
l'oiseau qui vole où vole-t-il ?
peu importe où il va toujours il arrivera.

★

L'arbre qui pleut
sur le bord du chemin
Pourquoi a-t-il du chagrin

l'arbre qui rit
au détour de la pluie
pourquoi a-t-il tant de plaisir

La fleur qui chante
à même le champ
qu'enchante-t-elle
par son enchantement

Je n'en sais rien
ils ne l'ont jamais dit
pourquoi c'était ainsi
que l'arbre pleure
que l'arbre rie
que l'astre chante
je me demande si c'est la vie
je n'en sais rien
jamais ils ne l'ont dit

★

Partir et revenir
pourquoi faire
pour parcourir la terre
et essayer la mer
et se trouver en l'air
et sentir qu'on est fier
d'habiter sur la terre

★

Un lange orange
près d'une orange
chantait les louanges
de la petite Solange
qui mouillait son lange
comme un petit ange
attendant dimanche
pour changer son lange
n'est-ce pas étrange ?

★

J'écoute mon corps
j'écoute mes mains
j'écoute la mer
j'écoute la vie
j'écoute quoi
je n'écoute rien
je n'entends rien
je ne vois rien.

J'écoute mais je n'entends pas
je regarde mais je ne vois pas
j'entends mais je n'écoute pas
je vois mais je ne regarde pas.

★

La montre
la montre est le symbole du malheur
la montre est le symbole du malheur
elle n'a pas de cœur
elle fait se presser des gens à toutes les heures
toutes les heures des personnes meurent
ça fait peur
toutes les heures il y a des chômeurs
qui restent dans leur lit en buvant de la liqueur
et en nappant leur tartine de beurre
ce qui est très mauvais pour le cœur
les sœurs sont toujours à l'heure pour prier en chœur
toutes les heures au Sacré-Cœur.

★

Les voyages
je pars en voyage
pour pouvoir faire les bagages
et pour voir des paysages

je pars dans l'espoir
de te revoir
dès le soir

je pars en ballon
au-dessus des monts
et par-dessous les ponts

je pars en bateau
car le ciel est beau
et il fait chaud

je pars croquer la pomme de l'avenir
sans être sûr de revenir
avec ce trajet qui est loin d'en finir

je pars KO
à cause d'une noix de coco
qui est tombée de haut

je pars en train le long du chemin
en ne pensant à rien

je pars comme l'escargot
en portant mon pied bot
et me réserve de peinture en pot

je pars comme le hibou
qui emporte son joujou
vers un champ de houx

je suis revenu de voyage
j'en avais marre des bagages
et de voir des paysages

Le clochard de l'avenue Hasard
se promenait fringard
ses chaussures trouées
il guettait les loubards
le noir le suivait comme une ombre bizarre
les femmes se préparent pour le soir
l'immensité de la nuit démarre

★

Un brouillard embrouillé
embrouille mes idées
je ne sais plus ce que je sais
je sais que je ne sais plus

une neige enneigée
recouvre ma pensée
j'en suis tout effacé
où sont donc mes idées ?

Une mer d'amertume
m'a enduit de bitume
je ne sais où aller
pour me désencombrer

je suis rempli de pluie
je suis rempli de bruit
je suis rempli de suie
je ne sais comment faire
pour me rendre plus clair

une poussée de soleil
a pénétré mon rêve
j'ai trouvé au réveil
le pouvoir de mon être.

RIMES

Dans le gazon
les boutons d'or
qui viennent d'éclore
dansent en rond
quand vient l'aurore

Dans l'herbe tendre
les salamandres
viennent s'étendre
pour se détendre

Dans le jardin
soir et matin
Jeannot lapin
tâte le jasmin

Dans le bosquet
le perroquet
tout guilleret
lisse le duvet
de l'agnelet
et le mouton
tourne en rond
quand on le tond
il fait des bonds
sur le balcon
plein de ballons

Sur la colline
l'âne trottine
de ses babines
il déracine
les églantines
et se dandine
sur la colline
de la voisine
qui se termine
dans le jardin
de mon voisin

Sous la tonnelle
faite de dentelle
les tourterelles
qui se querellent
nous ensorcellent

Sur le sentier
près du pommier
le ver de terre
en solitaire
rentre sous terre
pour échapper
au poulailler

Sur le balcon
les capucines
un peu chagrines
d'être orphelines
baissent le front

Sur le trottoir
quand vient le soir
les ombres noires
sont illusoires

Dans le sous-bois
parfois on voit
un vieux chamois
quand il fait froid.

Dans la rigole
la caracole
qui s'étiole
sur sa gondole
chasse les bestioles
dont elle raffole
et les lucioles
qui batifolent
et cabriolent
comme des folles

Sur la terrasse
d'un œil bonasse
le chat grimace
et se prélasse
la tête basse
d'un air cocasse
une souris passe
par la crevasse
le chat la chasse
et la menace
et la pourchasse
elle trépasse

Dans le ruisseau
un vieux crapaud
incognito
joue du banjo
et du pipeau
sous les arceaux

Il fait bleu
le ciel est bleu
tout est moelleux
on est heureux
comme des dieux
quand il fait bleu.

Il fait jaune
le roi trône
sur son trône
comme un faune
et ses gardes
à l'hallebarde
se hasardent
ils regardent
à la hussarde.

Il fait noir
le chat est noir
comment le voir ?
comment l'avoir ?
comment savoir ?

Il fait gris
le ciel est gris
comme une souris
la fleur périt
le toit pourrit
tout est fini
le gris aussi.

Il fait vert
le ciel est vert
monde à l'envers
mais comment faire
pour s'en défaire ?

Il fait vert
tout est désert
mais quelle affaire
ce ver de terre
qui saute en l'air
tout de travers.

Il fait blanc
le ciel est blanc
la sable est blanc
tout le monde s'étend
on est content.

Il fait bleu
le ciel est bleu
tout est moelleux
on est heureux
comme des dieux
quand il fait bleu.

Au crépuscule
la libellule
en funambule
se dissimule
sous une bulle
qui gesticule
comme un pendule
l'air ridicule
la campanule
a vu la bulle
elle bouscule
la libellule
celle-ci bascule
sans préambule
la renoncule
récapitule
et congratule
la campanule
qui déambule
près de la bulle
qui dissimule
la libellule
qui gesticule
au crépuscule.

Il fait jaune
le roi trône
sur son trône
comme un faune
et ses gardes
à l'hallebarde
se hasardent
ils regardent
à la hussarde.

L'herbe qu'on tond
près du balcon
comme elle sent bon
dit le mouton
qui fait des bonds
dans le gazon
qui tourne en rond
comme un frelon
sur un chardon
comme un lion
qui sans façon
tient le guidon
comme un démon
dans la prison
comme un poisson
pris à l'hameçon.

COMPTINES

Un soldat de bois
mangeant des petits pois,
un soldat de plomb
mangeant des bonbons,
un soldat de chair
s'en va à la guerre
un soldat de fer
qui devient tout vert.

Un petit bonhomme
assis sur une pomme
la pomme dégringole
le bonhomme s'envole.

Kaliki, kalako
kilako kaliko
kolika koliki
kaliki koko
coquelicot
cocorico.

Lune lune lune
la lune est brune
belle belle belle
la terre est belle
bonne bonne bonne
la bonne est la pomme
brune belle bonne
la terre et bonne
je te la donne.

Pif, paf, pouf
patapouf
la grosse bouffe.

J'ai mangé un œuf
la moitié d'un bœuf
quatre-vingts moutons
autant de chapons,
j'ai bu la rivière
dix tonneaux de bière
et j'ai encore faim
donnez-moi du pain
donnez-moi du vin

Les grandes dames dansent
elles tournent en cadence
la danse est finie
elles sont étourdies
elles retournent chez elles
comme des hirondelles
demain elles viendront
et recommenceront
les grandes dames dansent
elles valsent en cadence.

La baleine tourne et vire
dans son joli petit navire
elle a tant tourné, tant viré
que le navire a chaviré
sans jamais arriver.

Une baleine tourne et vire
autour d'un petit navire
prends garde, petit navire
gare à toi si tu chavires

C'est la poule grise
qui pond dans l'église
c'est la poule noire
qui pond dans l'armoire
c'est la poule brune
qui pond dans la dune

Un deux trois voilà un gros chat
deux un trois il est dans mes bras
trois deux un il est noir et brun
quatre cinq six il fait des bêtises
cinq quatre six il mange des cerises
six cinq quatre on devra le battre
Sept huit neuf il ennuie le bœuf

huit sept neuf dans un panier neuf
neuf sept huit il trouve des nouilles cuites
dix onze douze il roule sur la pelouse
onze dix douze il la trouve douce
douze onze dix il joue dans la brise.

c'est la poule blanche
qui pond sur la planche
c'est la poule rousse
qui crie et qui glousse
c'est la poule verte
assise sur l'herbe.

Si c'est pas moi
ce sera toi
si c'est pas toi
ce sera moi
si c'est à moi
ce sera à toi
la prochaine fois.

Que sortira-t-il
de ce bout de fil
que sortira-t-elle
de ce bout de ficelle
Il en sortira
de la belle dentelle
qui te ravira
peut-être une chandelle
qui te guidera

Quand tous les savoirs
m'auront fait savoir
ce qu'il faut savoir
je croirai avoir
ce qu'il faut savoir
je croirai savoir
ce qu'il faut avoir
mais il reste à voir
quel est mon avoir
dans mon réservoir
et dans mes tiroirs
à la chute du soir
quand il fait tout noir.

Oh ! maman, j'ai mal au cœur !
vite un verre de liqueur !
c'est ma sœur qui m'a fait peur
elle m'a dit voir un voleur
dans la rue des trois couleurs.

Oh ! papa, j'ai mal au bras !
vite un bout de chocolat !
c'est un rat qui m'a fait ça
il est sorti de mon bas
et m'a caressé le bras.

Oh ! maman, j'ai mal aux dents !
vite un gros brin de chiendent !
en voyant un éléphant
je suis tombé dans l'étang
j'ai cassé toutes mes dents.

Gabrielle,
Pimprenelle
tourne la manivelle
achève la dentelle
Gabrielle,
Pimprenelle
laquelle est la plus belle ?

Un petit nain se promenait
au jardin du feu-follet
il était tout guilleret
en quête de serpolet

Il rencontra un hibou
qui lui lança un caillou
il lui répondit « coucou
vieux hibou, quel beau bijou ! »

C'est le père Mirot
avec ses sabots
c'est la mère Mirette
avec ses lunettes
elle prend sa brouette
va au bord de l'eau
il prend son chapeau
pour en faire un seau
elle ôte ses chaussettes
et les met dans l'eau.

À la une, je suis dans la lune
à la deux, je fais ce que je veux
à la trois, je rentre chez moi
à la quatre, je cours quatre à quatre
à la six, je reste assise
à la sept, je casse une assiette
à la huit, le chat prend la fuite
à la neuf, je lui sers du bœuf
à la dix, c'est une surprise
à la onze, il salue le bonze
à la douze, je la coule douce
à la cent, on n'a plus le temps.

Toc, toc, toc
il pleut sur la terre
tac, tac, tac,
il fait noir et clair
tic, tic, tic
tu bats des paupières
tuc, tuc, tuc,
tu fais des éclairs
tac, toc, tic
voici le tonnerre.

Il pleut, il pleut, il neige
toute la terre est beige
il pleut, il neige, il vente
la terre est en attente
il fait beau, il fait soleil
toute la terre se réveille.

Pleut, pleut, pleut
mouille, mouille, mouille
c'est la fête
de la grenouille
il pleut, il fait beau temps
c'est la fête du paysan.

Un petit chien blanc
porte à sa maman
un petit panier
tout rempli de thé
le thé sent la rose
le thé sent l'œillet
buvez ce thé frais
quand il est épais.

Bleu il pleut
blanc le vent
noir le soir
vert l'hiver
or dehors
arc-en-ciel
c'est le ciel
plein de miel.

Un coq qui dormait
sur un tabouret
une poule qui passait
et le réveillait.

Le coq irrité
s'est mis à crier
la poule courroucée
s'est mise à glousser.

Une poule qui dormait
un coq qui passait
la poule s'est réveillée
Le coq l'a embrassée.

Une odeur
de bonheur
un jardin
au matin
une étoile
qui se voile
un réveil
au soleil
une fleur
une odeur
de bonheur
un bonheur
dans mon cœur.

La mort
ça mord
la terre
c'est vert
la vie
amie
le soir
bonsoir
mon lit
je dors
la mort
ça mord
vive la vie.

ÉVIDENCES

Le ruminant rumine
le ramoneur ramone
le cuisinier cuisine
et le bourdon bourdonne
et la sonnette sonne
et le canon canonne
et le maçon maçonne
et le bourgeon bourgeonne

la paresseux paresse
le professeur professe
le confesseur confesse
le jardinier jardine
et le chemin chemine
le badinage badine
et le burin burine
et le devin devine
et le dessin dessine
et le destin destine
et le serin serine
et le taquin taquine
et les patins patinent
et le câlin câline
et le vaccin vaccine
la matinée matine
et le ravin ravine.

Le chiffonnier chiffonne
et la cloison cloisonne
le cantonnier cantonne
et le sermon sermonne.

Le laboureur laboure
le rembourreur rembourre
le louangeur louange
le mélangeur mélange
quant au mangeur il mange
le dérangeur dérange
Et l'arrangeur arrange
et l'échangeur échange.

Le parfumeur parfume
et l'allumeur allume
et l'enrhumé s'enrhume
les allumettes s'allument
quant au fumeur il fume
et l'écumoire écume.

Le siffloteur sifflote
le radoteur radote
le barboteur barbote
le clignoteur clignote
le colporteur colporte.

Le serviteur il sert
et le perdant perd
l'affaire elle doit se faire
quant au fer il s'enferre
en enfer on s'enferre.

Le confiseur confit
le rouget rouge rougit
le garnisseur garnit
le pétrisseur pétrit
le finisseur finit
le fournisseur fournit
le vernisseur vernit
le rôtisseur rôtit.

Le panniqueur panique
le fabriquant fabrique
l'arpenteur il arpente
et le serpent serpente
le cimenteur cimente
le tourment tourmente
l'enchanteur il enchante
quant au chanteur il chante.

L'aspirateur aspire
le soupirant soupire
le délirant délire
l'admirateur admire.

Le tapissier tapisse
et l'épicier épice
les pourritures pourrissent
la lessiveuse lessive
les conducteurs conduisent.

Le débiteur débite
le méritant mérite
l'invitation s'évite
l'irritation irrite
et l'héritière hérite.

Le brocanteur brocante
le sustenteur sustente
le fréquenteur fréquente
l'enchantement enchante
le déplanteur déplante
et le planteur il plante
le fomenteur fomente
l'inventeur il invente
l'augmentation augmente
le supplanteur supplante.

Le pourfendeur pourfend
le revendeur revend
le défenseur défend
l'entrepreneur il entreprend.

Le quémandeur quémande
le marchandeur marchande
le demandeur demande
le commandant commande
les descendants descendent.

Un merci remercie
le grappilleur grappille
la fourmilière fourmille
le marieur marie
le parieur parie
un chariot charrie
quant au trieur il trie.

Les attiseurs attisent
les confiseurs confisent
le rigolo rigole
le bricoleur bricole
le contrôleur contrôle
le collecteur collecte
l'inspecteur il inspecte
l'enrôleur enrôle
et l'enquêteur enquête
l'enjôleur il enjôle

Le président préside
la décision décide
l'entraîneur il entraîne
Le peigne il nous peigne
ta peine elle me peine
une traîne se traîne.

L'échappatoire échappe
les abatteurs abattent
les combattants combattent
les épatants m'épatent.

Le chahuteur chahute
le culbuteur culbute
le débutant débute
l'amputation ampute
le discuteur discute
quant à la chute, elle chute
et le lutteur il lutte.

L'émanation émane
le profanateur profane
le chicaneur chicane
le ricaneur ricane
et le planeur il plane.

Le conquérant conquiert
l'acquisition s'acquiert
l'opération opère.

Le rebord déborde
l'accordeur accorde
la bordure se borde
la corde s'accorde
les morsures mordent.

La couleur colore
la pécore pérore
l'omnivore dévore
le décor décore
un honneur honore
la dorure dore
l'éploré implore
l'ignorant ignore
le dormeur il dort.

La mouche se mouche
une touche se retouche
le couchant se couche
il se bouche la bouche.

Les roses s'arrosent
la dose se dose
la pose se pose
on ose la pose
le repos repose
on cause d'une cause.

Le grelot grelotte
le frotteur se frotte
un rabot rabote
le tripot tripote
le sirop sirote
le tricot tricote
le vivant vivote.

L'avoué avoue
un échec échoue
un rhume enroue
un nœud il se noue.

Le discours discourt
le coureur s'encourt
la mousse s'émousse
la trousse se trousse
le tousseur il tousse
l'écume écume
le parfum parfume
la plume se déplume
le scrutin se scrute.

La tonsure se tond
la fondue se fond
la ronde est ronde
et le monde est monde.

La fable est affable
la vie est viable.

Le juste s'ajuste
la pâte s'empâte
le souhait souhaite
le complet complète
l'alerte alerte
Et le lait allaite.

Le volet volette
le banquet banquette
l'acheteur achète
le guetteur il guette
et le prêteur prête.

Le cloutier décloue
la brouette s'ébroue
le nœud se dénoue
l'avoué avoue
l'écroulement s'écroule
l'éboulement s'éboule.

Le sauteur sautille
la morsure mordille
l'habilleuse habille
le babil babille
la brillantine brille
le sourcil sourcille
le fusil fusille
le grillage est grille
quant au gril il grille.

Le scalpel te scalpe
la pédale pédale
le palpeur te palpe
la pâleur est pâle
La pluie est pluviale.

Un essuie essuie
un appui s'appuie
la fuite s'est enfuie.

Le trieur il trie
le manieur manie
le mendiant mendie
le pari parie.

Un élan s'élance
et un danseur danse
Le penseur il pense
le pansement te panse
le savant s'avance
le devant devance
et l'avant avance

La trame se trame
et la rameur rame
la dame réclame
et la clameur clam

Les semelles se mêlent
les pelures se pèlent
l'étain étincelle
le marteau martèle
le ruisseau ruisselle
le rideau ridelle
l'excellent excelle
La gelée dégèle.

On jette la jetée
on dicte la dictée
on couve la couvée
on pèse la pesée
on mêle la mêlée.

L'inspecteur inspecte
l'injection s'injecte
l'infection s'infecte.

Le chercheur recherche
l'empêchement empêche
le pêcheur il pêche
le prêcheur il prêche
la fraîcheur est fraîche.

L'empressé s'empresse
la presse se presse
l'adresse s'adresse
le blessé se blesse
la graisse engraisse
l'exercice exerce
le travers traverse
la percée se perce
les gerçures gercent

8. Lecture de mots de plus en plus longs d'une même famille

- La lecture est facilitée par l'élément commun.
- On procède comme précédemment :
  - occultation de l'élément à lire,
  - explication de la signification des mots.

À dessein, les mots ne sont pas classés par ordre alphabétique.

Dans l'élaboration de ces familles de mots, la plupart du temps nous n'avons repris que ceux dont le radical français est identique. Les familles présentées ici sont donc volontairement incomplètes. Le but poursuivi est la lecture et non un exercice de vocabulaire en tant que tel. Nous avons donc omis le plus souvent les mots d'une même famille dont le radical français est différent, quoique provenant d'une même racine latine :

Exemple : *movere* — *motum*, donnerait : moteur, motion, mouvant mobile, meuble, ému, émeute...

ban banal banalement banaliser banalité banalisation

bannir bannissable bannissement

banane bananier bananeraie

balai balayer balayures balayage balayette balayeur balayeuse

amarre amarrer amarrage démarrer démarrage démarreur

anneau annelé annulaire

amour amoureux amoureuse amourette amoureusement

balle ballon ballonné ballonnet ballonnier ballonnement

balle ballot ballotter ballottement ballottage déballer emballer emballage déballage

avantage avantager avantageux avantageuse avantageusement désavantage désavantager désavantageux désavantageusement

baleine baleiné baleineau baleinier baleinière baleinoptère

bande bander bandeau bandage bandagiste bandelette débander débandage barre barrer barrage barreau barreur barrière barrement

bas basse basset bassesse bassement soubassement

bassin bassine bassinet bassinoire bassiner bassinage bassinement

bateau batelage batelée batelet bateleur batelier

battre battement batterie battu batteur batteuse battoir abattre débattre combattre combatif combat abattage abattement abattoir

fondu fondre fonderie fondeur fondoir refondre confondre morfondre morfondu confondu

fond fondé fondant fondement fondateur fondatrice fondation fondamental fondamentalement

fosse fossé fossette fossile fossoyer fossoyeur fossoyage

froid froide froideur froidure froidement refroidir refroidissement

plan plané planer planeur
plan planifier planificateur planification
aplanir aplanissement

gémir gémissement gémisseur gémissement

corde cordé corder cordeau cordage
cordée cordeler cordelette cordelier cordelière
cordon cordonner cordonnet encorder
encordage encordement

correct correctif correctement correcteur correctrice correction correctionnel correctionnalisation correctionnellement

commerce commercer commerçant commercial
commercialement commercialiser commercialité commercialisation

compte compter compteur comptable comptoir comptage
comptine comptant comptabiliser comptabilité

cuire cuisant cuiseur cuisine cuisiner cuisinier cuisinière

couche coucher couchant coucheuse couchage couchette

coude coudée coudoyer coudoiement

lit literie litée liteau litière aliter

long longe longer longeron longiligne
longitude longitudinal longitudinalement
longévité longueur longuement longtemps
allonger allongement prolonger prolongement
prolongation élongation

pas passé passer passade passage passager passant
passagère passagèrement passation passement passerelle
passeport passation

patin patiné patiner patineur patinoire patinage pati-
neuse patine

poisson poissonnier poissonnerie poissonnière poissonneux

sacre sacré sacrement sacrifice sacrifier sacrificateur
sacristie sacrilège sacristain sacristine sacrificatoire

taupe taupé taupier taupière taupinée taupinière

taxe taxer taxatif taxateur taxation

vent venté venteux ventiler ventilateur ventileuse ventilation

doux douce douceur doucereux doucereuse doucement
adoucir adoucissement adoucisseur

grand grande grandeur grandir grandiose grandement
agrandir agrandissement agrandisseur

bon bonne bonté bonnement bonasse bonifier bonification

fer ferreux ferrer ferrugineux ferroviaire

franc franche franchise franchement affranchir affran-
chissement affranchissable affranchisseur

agace agacer agacerie agacement

humain humaine humainement humanité humanisme huma-
niste humanitaire humanitarisme

honneur honnête honnêteté honnêtement honorer honorifi-
que honorable honoraire honorablement honorabilité

accès accessible inaccessible accessibilité
inaccessibilité

puissant puissance puissamment impuissant impuissam-
ment impuissance

terre terreau terrain terreux terrer terrine terrier territorial terrestre territoire territorialité territorialement enterrer enterrement

case caser casier

casse casser cassure casseur casseuse casse-noix casse-noisettes concasser concasseur concassage

carte carter carton cartonnage cartonner cartonnerie cartonnier cartographe cartographique cartomancie cartomancien cartomancienne

facile facilité facilement facilitation

façon façonner façonnier façonnement

fixe fixer fixage fixateur fixité fixement fixation

fort forte fortement forteresse fortifiant fortin fortification fortifier

élève élever éleveur élevage élévation élévatoire élévateur prélever prélèvement

livre livret livresque librairie libraire

labeur labour labourer laboureur labourage laborieux laboratoire collaborer collaborateur collaboratrice collaboration élaborer élaboration

local localiser localité localisation locomoteur locomotion locomotive

maître contremaître maîtresse maîtrise maîtriser

magister magistral magistrat magistrature magistralement

lettre lettré lettrine illettré littérature littéraire littérateur littérairement littéral littéralité littéralement

col collier collet collerette colleter décolleter décolletage encolure

cercle cercler cerclage décercler encercler circuler circulaire circulation circulatoire circulairement

corset corsage corsé corseter corsetier corselet
corps corpuscule corpusculaire corporal corporel corporation corporatif incorporer incorporation corpulent corpulence corporellement

chair charnu charnel ; acharner acharnement décharner charcuterie charcutage charcutier charogne charognard carné carnier carnation carnaval carnassier carnassière carnage carnivore incarné incarnat incarnation

nouveau nouveauté nouvelle nouvelliste renouveau renouveler renouvelable renouvellement novateur innover innovateur innovation

égal égaler égalité égaliser égalisation égalitaire égalitarisme inégal inégalité inégalable inégalement

équité équitable équiangle équidistant équilatéral équilibre équilibrer équilibriste équinoxe équinoxial équivoque équivoquer équivalent équivalence équivaloir

aigre aigrelet aigreur aigrir aigrissement vinaigre vinaigrette vinaigrier vinaigrerie

rouge rougeur rougeâtre rougeaud rougeoyer rougeoiement rouget rougir rougeole rougissement

noir noircir noirceur noircissement

blanc blanche blancheur blanchisseur blanchir blanchiment blanchisserie blanchâtre blanchissage blanquette blanchissement
grand grandeur grandiose grandement agrandir agrandissement grandissime

industrie industriel industrieux industrialiser industriellement industrialisation industrialisme

capter capture capturer captif captivité captation captatif

caractère caractériel caractériser caractérisation

flot flotter flottement flottable flottage flotteur flottille flottabilité

plant plante planter plantage plantoir plantation

plume plumeau plumer plumé plumet plumeté plumeux plumule plumetis plumier déplumer remplumer

9. Lecture de phrases à structures similaires

– Les compositions de ces phrases à structures similaires exigent une certaine vigilance de la part du lecteur.

– Cet exercice élimine sa tendance à l'imprécision, à « l'à peu près » et l'aide à saisir les nuances de la pensée.

– Il peut se terminer en exercice de « compréhension des données subtiles du langage » en demandant au lecteur d'expliquer la signification des structures présentées.

C'est un tableau
c'est mon tableau
c'est le tableau
c'est ton vélo
c'est le vélo
c'est son vélo

il m'a parlé
il t'a parlé
il parle à Jean
il parle de Jean
il me parle de Jean

c'est un stylo
c'est ton stylo
c'est une fenêtre
c'est la fenêtre

de qui est-ce que tu parles ?
à qui est-ce que tu parles ?
qu'est-ce que tu dis ?
qui est-ce qui le dit ?
qui est-ce qui le dit ?
qui est-ce qui la dit ?
qui est-ce qui a fait ça ?
qui est-ce qui dit ça ?
qui est-ce qui m'a dit ça ?
qui est-ce qui fait ça ?

de qui parles-tu ?
à qui parles-tu ?

quand pars-tu ?
quand parles-tu ?
quand parle-t-il ?
quand part-il ?

je vois le tableau
je vois un tableau
je ne vois que le tableau
je ne vois que ton tableau
je ne vois pas le tableau
je ne vois pas au tableau
je ne vois pas ce tableau
je ne vois qu'un tableau
je ne vois aucun tableau

je vois l'argent
je vois l'agent
tu prends l'argent
il voit l'argent
j'ouvre la portière
je ferme la porte
je ferme la poste
je ferme le poste

qu'est-ce que tu écoutes ?
qu'est-ce que tu entends ?
qu'est-ce que tu cherches ?
qui est-ce qui t'écoute ?
qui est-ce que tu écoutes ?
qu'est-ce que tu regardes ?
qui est-ce qui te regarde ?

Je prends les crayons
je prends tes crayons
je ne prends pas le crayon
je ne prends pas ce crayon
je ne prends pas les crayons
je ne prends pas tes crayons
je regarde le soulier
je regarde le tablier

il a ses souliers
il va se souiller
il va se saouler
il va se sauver

il va saluer
il m'a salué
elle m'a salué
je l'ai salué

c'est la cravate de soie
c'est la cravate de soie ?
est-ce la cravate de soie ?
c'est une cravate de soie
c'est une cravate en soie
c'est ta cravate de soie
c'est ta cravate du soir

je me peigne
il me peint
tu le peins
tu me peins
tu me peines
tu me peignes

as-tu le livre ?
as-tu lu le livre ?
l'as-tu lu ?

je le lui donne
je les lui donne
je la lui donne
je vous le donne
je vous les donne
je vous les donne

la moto est derrière la maison
la moto est devant la maison
la moto est devant le vélo
le vélo est devant la moto
le vélo est derrière la moto
la maison est derrière la moto

je n'ai pas de photos
je n'ai pas la photo
n'as-tu pas les photos

je n'ai pas la photo
je n'aime pas la photo
je n'ai pas de photo

ne les as-tu pas ?
ne les a-t-il pas ?
il ne les a pas
il ne les a pas eues ?

elle ferme le placard
elle fermera le placard
elle va fermer le placard
elle a fermé le placard
elle n'a pas fermé le placard
elle n'a pas de placard
elle n'a qu'un placard
elle n'a aucun placard

j'entre dans la classe
il entre dans la classe
entre-t-il dans la classe ?
j'entre dans la maison
j'entrai dans la maison
j'entrais dans la maison
j'entrerai dans la maison
j'entrerais dans la maison

il a de l'argent de poche
il a de l'argent en poche
l'argent est dans sa poche
sa poche est pleine d'argent
il a de l'argent plein la poche

non, je n'ai pas de journal
non, je n'ai pas de journaux
non, il ne lie pas le journal
non, il ne lit pas le journal

elle aussi a des bagages
elle a aussi des bagages
a-t-elle des bagages ?
a-t-elle aussi des bagages

vous voulez voir ma maison
voulez-vous voir ma maison ?
ne voulez-vous pas voir sa maison ?
elle désire visiter la maison
elle désire visiter une maison
elle ne désire visiter que des maisons

il est presque temps
il est bientôt temps
il a bien le temps
il a peu de temps
il a un peu de temps
il a bien peu de temps

est-ce sa voiture ?
c'est ma voiture
c'est ta voiture
est-ce ta voiture ?
est-ce une voiture ?

le lait n'est pas très frais
le lait n'est plus très frais
ce lait n'est pas très frais
le lait est aussi frais que le fromage
la lait est bien plus frais que le fromage
le lait est-il aussi frais que le fromage ?
le lait aussi est frais
le lait est-il aussi frais ?
le lait est frais aussi
le lait n'est plus aussi frais
le lait n'est plus frais
ce lait n'est plus si frais
ce lait n'est plus frais
ce lait est plus frais
ce lait est plus que frais

il fait encore chaud
il fait encore très chaud
il fait encore plus chaud
il fait plus chaud
il ne fait plus chaud
il fait de plus en plus chaud
il ne fait pas plus chaud
il fait plus ou moins chaud
il ne fait plus aussi chaud
il fait plutôt moins chaud
plus tôt il fait moins chaud
il fait encore moins chaud
il fait un peu moins chaud
il fait beaucoup moins chaud
il fait plutôt moins chaud

on ne t'a pas dit ?
on ne t'a pas tout dit ?
on ne te dit pas tout
on te dit tout
on ne te le dit pas
on ne te l'a pas dit
ne te l'a-t-on pas dit ?
on ne t'a pas tout dit
on ne lui a pas dit

on le lui a tout dit
on ne me le dit pas
on ne me l'a pas dit
on ne le lui a pas dit

il ne le lui a pas dit
il n'a pas dit tout
il n'a pas tout dit
il n'a rien dit du tout
il ne me dit rien du tout
il ne me dit rien
il ne me dit pas tout
il me dit tout
il nous a dit tout
il nous a tout dit

je la lui passe
nous les leur passons
nous ne les leur passons pas
nous la lui passons
nous la leur passons.

je le lui donne
je la lui donne
il la lui donne
il le lui donne
la lui donne-t-il ?
je le leur donne
tu la lui donnes
tu le lui donnes
le lui donnes-tu ?

Je lui ai raconté
je le lui ai raconté
je le lui raconte
je le lui raconterai
je la lui raconterai
le lui ai-je raconté ?
je les lui raconte
je les lui racontais

ne me le dis pas
ne me les dis pas
ne me les dis-tu pas ?
ne me le dis-tu pas ?
ne me les dites pas

on en a parlé
on lui en a parlé
le lui a-t-on dit ?
le lui dit-on ?
le lui en a-t-on parlé ?
on n'en a pas parlé
on ne lui en a pas parlé

on lui en parle
on lui en parlera
on leur en parlera

il m'en faut
il t'en faut
t'en faut-il ?
m'en faut-il ?
le lui en faut-il ?
il leur en faut
leur en faut-il ?
que leur faut-il ?
en faut-il ?
lui en faut-il ?

je n'en ai rien reçu
je n'ai pas reçu
je n'ai rien reçu
j'en ai reçu
je n'en ai pas reçu
je l'ai reçu
je n'en ai pas vu
je ne l'ai pas vu
je ne l'ai pas cru
je ne l'ai pas su
je ne l'ai pas lu
je l'ai lu
je le lui ai lu
je la lui ai lue
je la leur ai lue

tu en doutes
tu t'en doutes
tu t'en es douté

j'en doute
j'en ai douté
je m'en doute
je mets en doute
et tu mens sans doute

à qui penses-tu ?
à qui parles-tu ?
de qui l'as-tu reçu ?
de qui l'as-tu appris ?
à quoi penses-tu ?
de quoi parles-tu ?
pourquoi parles-tu ?

elle cherche son sac
elle recherche son sac
elle le recherche
elle me cherche
elle te le recherche
elle me le recherche
elle nous le cherche

il te l'a dit
elle vous l'a dit
vous l'a-t-elle dit ?
te l'a-t-elle dit ?
elle me l'a dit
me l'a-t-elle dit ?
elle me le dit
elle te le dit
elle te l'a dit
elle le lui a dit
elle la lui dit

elle l'a lui a dit
elle l'a leur a dit
elle le leur dit

te l'a-t-il dit ?
te le dit-il ?
te le dis-tu ?
te l'as-tu dit ?
l'as-tu vu ?
l'as-tu pu ?
l'as-tu su
l'as-tu cru ?

on en doute
on s'en doute
il s'en est douté
il est sans doute

qu'elle est belle
quelle robe
quelle robe est la plus belle ?
quelles est la robe la plus belle ?
quelle est ta robe la plus belle ?
quelle est ta plus belle robe ?
quelle robe est plus belle ?
quelle belle robe
quelle est cette voiture ?

nous l'avons donné
nous l'avions donné
nous le lui donnons
nous les lui donnons
nous les lui avons donnés
nous les avons donnés
nous lui avons donné
nous leur avons donné
nous la leur avons donnée
nous les leur avons donnés

vous avez des photos
vous avez pris des photos
vous-avez pris des photos ?
avez-vous pris des photos ?
avez-vous des photos ?
avez-vous pris des photos ?
avez-vous pris une photo ?

je les ai trouvés
je les ai tous trouvés
je les ai toutes trouvées
je les trouve toutes
je les trouve tous
je ne les trouve pas
je ne les trouve pas tous
je ne les trouve pas toutes
toutes sont présentes
toutes ne sont pas présentes

passe-le-moi
passe-le-nous
passe-le-lui
rends-le-moi
rends-le-lui
rends-le- moi
rends-le-lui

dis-le-moi
dis-le-leur
dis-les-moi
dis-les-leur
dis-le-toi
dis-leur
leur dis-tu ?
le leur dis-tu ?
le leur as-tu dit ?
les leur as-tu dit ?
le leur dit-on ?
le leur a-t-on dit ?

elle me le rend
elle me les rend
elle te le rend
te le rend-elle ?
te les rend-on ?
te les rendra-on ?
on me les rend
on les lui rend
on le leur rend
on la leur rend
on les lui rend
les lui rend-on ?

j'en ai gardé
je les garde
j'en garde
je t'en garde
tu m'en gardes
m'en gardes-tu ?
tu lui en gardes
le lui gardes-tu ?
le lui garderas-tu ?
lui en garderas-tu ?
lui en gardions-nous ?
nous leur en gardons
nous leur en gardions
nous les gardons
nous les regardons
nous les regardions

il s'y pose
il s'y oppose
je m'y oppose
je m'oppose

je me repose
se repose-t-il ?
se repose-t-on ?
je me pose
je m'oppose
je suppose
je dépose
j'ose
je pose
je propose
je dépose

il a du temps
il a peu de temps
il a trop de temps
il n'a pas de temps
il n'a pas le temps
il a beaucoup de temps
il a beaucoup trop de temps
il a moins de temps

il a au moins du temps
au moins il a du temps
il a de moins en moins de temps
il a plus de temps
il n'a plus de temps
il a un peu plus de temps
il a de plus en plus de temps

nous en mangeons
nous le mangeons
nous les mangeons
nous en mangeons
en mangerons-nous ?

nous lui offrons
nous le lui offrons
nous la lui offrons
nous les lui offrons
nous l'avons offert
nous le lui avons offert
nous les lui avons offerts
nous les lui offrons

nous les lui avons offerts
nous les lui offrons
nous la lui offrons
nous la lui avons offerte
nous l'avons offert
nous leur avons offert
nous le leur offrons
nous les leur offrons

j'en ai vu
je l'ai vu
tu l'as vu
l'as-tu vu ?
les vois-tu ?
les as-tu vus ?
tu les a vus ?
tu les a vues
tu les vois
il les voit
je les vois
nous les voyons
nous les voyions
vous les voyez
les voyez-vous ?
les voyiez-vous ?

vous êtes partis
vous êtes sortis
vous êtes venus
vous êtes revenus

vous êtes pressés
vous êtes oppressés
vous êtes paresseux
vous êtes peureux
vous êtes heureux
vous êtes malheureux

vous trouverez souvent de l'or
vous donnez souvent de l'or
vous avez souvent de l'or

oui, je l'ai fait réparer
oui, je l'ai fait préparer
oui, je l'ai réparé
oui, je l'ai préparé

est-ce que tu l'as vu faire ?
est-ce que tu la vois faire ?
est-ce que tu les vois faire ?
est-ce que tu vas le faire ?
est-ce que tu vas le faire faire ?

il va bien
il va très bien
il va presque très bien
il va moins bien
il va beaucoup moins bien
il va de moins en moins bien
il va plus au moins bien
au moins il va bien

je l'ai entendu parler
j'en ai entendu parler

on na rien bu
on n'a rien vu
on n'a rien su
on n'a rien pu
on n'a rien cru
on n'a rien dû
on n'a rien lu

on a peint
on a éteint
on a atteint
on a astreint
on a restreint

je me le dis
je te le dis
il te l'a dit
il me l'a dit
il me le dit
il me la dit

on est venu
on a vendu
on a pendu
on a mordu
on a tordu
on a tondu
on a fondu
on a pondu

il n'y que 3 lettres
il y a 3 lettres
il n'a que 3 lettres
il n'y a pas 3 lettres
il n'a pas 3 lettres

il n'y avait qu'une solution
il n'y avait aucune solution
il n'avait aucune solution

il a encore de l'eau
il a encore de l'eau ?
il y a encore de l'eau
il y a plus d'eau
il n'y a plus d'eau
il y a un peu plus d'eau
il y a un peu d'eau
il y a peu d'eau
il y a un jet d'eau
il y a peu à peu de l'eau

j'en prends
j'en apprends
j'en ai pris
je n'en ai pas
je n'en ai presque pas
je n'en ai presque pas vu
je n'en ai presque pas pris

tu en prends ?
tu m'en prends
m'en prends-tu ?
en prends-tu ?
le lui prendras-tu ?
la lui prendra-t-on ?
il la lui prend
je la lui prends
je les lui prends
je les leur prends
je leur en prends
je leur prends
je le leur prends
je leur apprends
je le verrai
tu le verras
vous nagez souvent
vous mangez souvent
vous changez souvent
vous chantez souvent
vous plantez souvent

nous les appelons
vous les appelez
nous vous appelons
nous vous appellerons
nous vous rappelons
vous nous appelez
appelez-vous ?
m'appelez-vous ?
me rappelez-vous ?

je la verrai
la verras-tu ?
je les verrai

tu les verras
les verras-tu ?
l'enverras-tu ?

je la verrai
la verras-tu ?
je les verrai
je le verrai
tu le verras
tu les verras
les verras-tu ?
les viseras-tu ?
vous me verrez
je te verrai
vous le verrez
le verrez-vous ?

le mien
le moins
le mieux
le mont
le mien

je la lui indiquerai
je la lui indique
je la lui ai indiquée
je les leur indiquerai
je les leur indiquais
je les leur indiquai
les leur indiques-tu ?
il les a invités
il a indiqué
il a abdiqué
il a bifurqué
il a remarqué
il a démarqué
il a embarqué
il a compliqué
il a impliqué

j'ai seulement deux francs
j'ai deux francs seulement
ils ont seulement deux francs
il a seulement 3 livres
il y a seulement 3 livres
il y avait seulement 3 livres
ces seuls livres sont lus
seuls ces livres sont lus
seuls ces livres sont relus
ces livres seuls sont relus
ces livres sont relus
ces livres sont lus et relus

je me mouche
je me couche
je me touche

on sent des gouttes
on s'en dégoûte
le signe allemand
le signalement

10. Lecture de textes

– Ces textes de difficultés variables sont présentés selon une mise en page verticale qui correspond au découpage en rhèses.

– Ils sont suivis de quelques autres, toujours partagés en rhèses mais imprimés de façon linéaire.

– Ce procédé habitue le lecteur à lire intelligemment en le rendant peu à peu capable de scinder lui-même un texte suivi en prises de vues qui coïncident avec le sens.

– Les derniers textes, enfin, sont imprimés normalement, c'est-à-dire en un écoulement continu. Ils constituent l'ultime étape avant d'aborder la lecture de n'importe quel livre. Nous avons omis de leur mettre un titre. C'est au lecteur de le faire en fonction de ce qu'il aura compris.

– Pour chaque texte, on peut en outre demander au lecteur de le résumer oralement ou par écrit, d'imaginer une suite, de trouver un titre, etc.

TEXTES LITTÉRAIRES AVEC TITRE

Une boutique de campagne

Le couloir
du rez-de-chaussée
séparait la cuisine
du magasin.
Un battant à pousser,
deux marches à descendre,
on pénétrait
dans une salle sombre
où régnait une odeur
de café grillé,
de poivre et de savon.

Des plumeaux et des brosses
pendaient au plafond
par grappes.
Quelques sacs de légumes secs
se tenaient
accroupis
autour du comptoir.

Henri Troyat
in G. Lombardy, *Dictées pour l'école primaire.*

Ascension

La température est très basse.

Le froid pénètre.

Les vêtements spéciaux de duvet
semblent impuissants.

La marche est épuisante ;
chaque pas est une victoire
de la volonté.

Je suis inquiet,
le danger est réel.

J'ai froid aux pieds.

Sans arrêt, je remue mes orteils
pour maintenir la circulation.
Ils sont insensibles.

Nous dominons les arêtes vertigineuses.

Là-bas, tout là-bas,
les glaciers paraissent minuscules.

Maurice Herzog
Annapurna premier 8000.

Le vieux et l'oiseau

Un pauvre vieux meunier
se promenait
en s'appuyant sur une canne ;
il marchait
lentement et difficilement
sur un chemin caillouteux
plein de trous et d'ornières.

Il gémissait et disait :
– « Je suis bien malheureux,
je n'ai plus aucun ami,
ils sont tous morts ;
mes enfants sont partis
vers les pays lointains
mon moulin ne tourne plus
depuis longtemps ;
il ne moud plus le grain,
on ne m'apporte plus
de beaux épis dorés
qui se changent
en fine et douce farine. »

À ce moment
un petit oiseau
un rossignol, je crois,
se mit à chanter
perché sur un arbre.

Le vieux leva la tête :

– « Que fais-tu là, dit-il. »
Le rossignol siffla
plus fort encore.
Voulez-vous savoir
ce qu'il disait ?

– « Mon cher meunier,
pourquoi te lamentes-tu ainsi,
regarde autour de toi,
vois comme il fait doux,
comme les fleurs
sont parfumées et colorées.
Viens sur ce banc,
tu respireras

la fraîcheur du soir,
tu m'écouteras chanter,
tu suivras le vol
de mes camarades,
tu les regarderas ;
ils te parleront. »

… Et le vieillard obéit…
Il resta assis,
le dos appuyé sur ce banc
fait d'un tronc d'arbre
aussi usé que lui…

Cela lui fit du bien
d'écouter les oiseaux,
de respirer
le parfum des fleurs.
Il ferma les yeux et s'endormit.

L'oiseau veilla sur lui,
il retint son souffle
de peur de l'éveiller.

Le meunier dort…
il rêve…
il est joyeux
il ne sera plus jamais seul
maintenant,
il a trouvé un ami.

La marée montante

La mer
est partie si loin
qu'elle ne reviendra peut-être
plus jamais…
Si,
elle reviendra,
traîtresse et furtive
comme je la connais ici.
On ne pense pas à elle ;
on lit sur le sable,
on joue,
on dort face au ciel,
jusqu'au moment
où une langue froide,
insinuée entre vos orteils,
vous arrache
un cri nerveux ;
la mer est là,
toute plate ;
elle a couvert
ses vingt kilomètres de plage
avec une vitesse silencieuse
de serpent.
Avant qu'on l'ait prévue,
elle a mouillé le livre,
noirci la jupe blanche,
et la voilà
qui bat le mur de la terrasse
d'un mouvement
soumis et content
de la chienne
qui remue la queue.

Colette
in G. Lombardy, *Dictées pour l'école primaire.*

Départ pour une ascension

Nous parlions peu.
Nous allions vite.
Sans économie ni prévoyance.
Pressés de quitter la région
où l'homme était maître,
les jardins dominés par les réservoirs,
les vignes alignées
comme des courbes de niveau,
les potagers
où balancent les tournesols…
Nous tendions les jarrets,
nous penchions la tête,
anxieux de nous trouver
face à la montagne,
avides d'entrer au pays des légendes,
et de trouver enfin,
face à la montagne,
dans la montagne,
avides d'entrer au pays des légendes,
et de trouver enfin,
face à nos cieux,
en plein visage
droit sur nous, à pleine bouche,
la tempête annoncée par le garde.

A. Chamson
in Roger Dutertre, *L'orthographe par l'exemple.*

Bataille

De la tête, des pieds, des mains,
des coudes, des genoux, des reins,
des dents,

cognant, ruant, sautant,
giflant, tapant, boxant,
mordant,

il se débattait terriblement,
culbutant les uns,
déchirant les autres,
éborgnait celui-ci,
giflait celui-là
en bosselait un troisième,
et pan par-ci
et toc par-là,
et zon sur un autre,
tant et si bien que,
laissant pour compte une demi-manche de blouse,
il se faisait lâcher enfin par la meute ennemie
et s'élançait vers Longueverne d'un élan irrésistible.

Louis Pergaud
La guerre des boutons.

Orage

Qu'est-ce qui pesait sur moi,
m'accablait,
m'étouffait ?

Ce qui me frappa d'abord,
ce fut
autour du cheval
une nuée de mouches acharnées.
Tout,
l'air, les feuilles, l'herbe des prés
semblait figé
dans l'attente.

Un grondement
roula dans la vallée…
Et soudain
les feuilles des peupliers
s'entrechoquèrent.
Plus de soleil,
une lumière de plomb.
Un éclair…
Brusquement
l'orage creva.

M. Arland
in G. Lombardy, *Dictées pour l'école primaire.*

Nous présentons ici quelques textes suivis découpés en rhèses mais disposés de façon linéaire et non verticalement. On lira chaque fragment en une seule prise de vue.

Impressions d'un coureur

Je me trouvai plongé   dans une mouvante forêt de jambes
qu'il fallait suivre   à tout prix.
Je m'y agitai   de toutes mes forces,   au point que
j'abordai en tête la dernière ligne droite.

Je ne sentais plus mes cuisses,   j'avais perdu le souffle
et mes yeux   me faisaient plus mal
que si j'avais fixé le soleil   mais je secouai
si bien la tête, les bras, et tout le corps
que je passai le premier   la ligne d'arrivée.

J'avais gagné.
Je n'entendais rien   aux félicitations
de mes condisciples,   leurs tapes amicales
sur les épaules   me brûlaient,   je ne parvenais
pas   à partager leur joie   et   je n'avais
qu'une hâte :   rentrer au vestiaire
pour m'y étendre.

E. Lalou
in G. Lombardy, *op. cit.*

La danse

Légères ! soyez légères ! clamait le professeur
qui avait la grâce aérienne d'un sylphe
entraînant ses compagnes.
Autour d'elle, à son exemple   les petites s'envolaient se croi-
saient   se joignaient
se fuyaient   les yeux brillants   la bouche
souriante. Elles étaient   une quinzaine environ
toutes   d'une stupéfiante souplesse
dans le jet de leurs jeunes corps,   l'élan
qui dressait   ou abaissait   leurs bras frémissants comme des
ailes   au rythme de la musique   gardant un équilibre inouï
sur la jambe ferme   ainsi qu'une colonne vivante
ou le front courbé   si bas   que les cheveux
courts balayaient le sol entoilé.

H. Hardel,
in G. Lombardy, *op. cit.*

Un champion du ski

Il remonte jusqu'au nez du tremplin arrive au bord
fléchit le corps se détend se projette en
avant d'un mouvement rapide et soudain
il plane paisiblement dans le vide. On le dirait
surgi de la brume et de la neige
avec son corps mince penché en avant
ses mains légèrement balancées en arrière.

Le sauteur plane toujours les bras servant de
balancier, les jambes immobiles la gauche
un peu en avant comme si le vent
le portait… Puis brusquement
sa trajectoire s'infléchit avec une décision
éblouissante ! Il pointe un peu le talon
vers le sol et prend contact d'un pied
puis il plie les jarrets et son second
ski fait un bruit mat en se posant franchement
sur la neige.

R. Roussel
in G. Lombardy, *op.cit.*

Voyage aérien

Il se sentit enveloppé dans un courant d'air
vif et frais. Au-dessus de lui c'était le ciel
ensoleillé. Au-dessous ça et là
dans l'espace des blocs de nuages
éblouissants que l'avion dépassait bien vite.
Sous les nuages dans une brume bleue
le sol lointain sans relief apparent.

C. Vildrac
in G. Lombardy, *op. cit.*

Le départ du paquebot

Depuis un instant   les machines   se sont mises à
ronfler   et le paquebot tremble   de toute sa carcasse.
Prévenus par la cloche   visiteurs et amis
viennent de quitter le bord   et le pont   soudain
paraît vide.   Sur le quai   qu'on domine
ainsi que d'un cinquième étage   la foule s'épaissit.
Des inconnus,   la tête renversée, échangent
les suprêmes paroles   avec ceux de là-haut ;
pauvres mots inutiles   où l'on met   tout son
cœur.   Enfin   la cloche retentit
une dernière fois   de l'avant à l'arrière.
Des chaînes ont grincé   la sirène a mugi.
Cette fois   c'est fini.   Nous levons l'ancre.

R. Dorgelès
in G. Lombardy, *op. cit.*

CONTES

Comment on eut l'idée d'écrire...

Dans un pays, il y a longtemps, vivaient des hommes, des femmes et des enfants. Ils cultivaient la terre pour se nourrir, ils racontaient l'histoire de leurs ancêtres. Les pères disaient à leurs fils comment s'y prendre pour grandir et se débrouiller dans la vie. Les mères préparaient leurs filles à être femme et c'est ainsi que tout se transmettait.
Les enfants apprenaient comment chasser, pêcher, cultiver la terre, défricher la forêt... ils n'avaient qu'à regarder leurs parents.
Ils apprenaient aussi à chanter, ils savaient danser, jouer de la musique. ils apprenaient le nom des choses...
La mort ne leur faisait pas peur.
C'était comme une fête.
On s'en allait pour vivre ailleurs
parce qu'on avait fini une étape sur la terre.
Les gens de ce pays s'entendaient bien et ils vivaient heureux.

Un jour, un adolescent s'en alla dans la forêt. Pour ne pas se perdre, il eut l'idée de graver des signes sur les arbres. Avec son couteau, il dessinait des maisons sur chaque arbre qu'il rencontrait. Et l'écorce se laissait faire et c'est ainsi qu'il continua son chemin. Il n'avait pas peur de se perdre puisqu'il laissait des traces.
Et les jours passaient.
Et Kumi (c'était le nom du garçon) explorait la forêt.
Mais ses parents s'inquiétèrent.
– Où donc est-il passé ? se disaient-ils et ils se mirent à sa recherche avec les autres gens du village. Ils arrivèrent à l'entrée de la forêt et ils virent les dessins gravés dans les arbres et ils comprirent que c'était Kumi qui les avait gravés. De trace en trace ils retrouvèrent Kumi endormi près d'une source.
Kumi se réveilla. Il sourit.
– Comment avez-vous su que j'étais ici ? dit-il aux gens qui l'entouraient.
– C'est simple, répondit un homme, nous avons suivi tes traces. Et ils retournèrent ensemble au village.

Chacun trouva que Kumi avait eu une idée de génie.
On pouvait donc se parler quand on n'était pas là. Il suffisait d'y penser... Et tous les habitants du village se mirent à inventer des dessins qui étaient des messages : des messages qui parlaient quand on était absent et qui disaient ce qu'on voulait, où on était, ce qu'il fallait faire, où on allait, comment on allait... et des tas d'autres messages.
Mais un jour les dessins devinrent si nombreux et si compliqués que l'on dut réunir tous les gens du village... car on risquait de ne plus se comprendre. Chacun expliqua les signes qu'il employait, on les dessina tous sur des grandes feuilles d'arbres et ils se mirent d'accord pour choisir quelques signes que tous comprenaient et utiliseraient de la même façon.
Tous ces signes furent conservés au même endroit et Kumi qui savait bien dessiner fut chargé d'apprendre aux enfants le fonctionnement des signes.
Kumi leur dessinait des signes et ils devinaient ce qu'ils voulaient dire. Puis l'un d'entre eux dessinait un signe et les autres trouvaient ce que ça voulait dire. C'est ainsi qu'est né le langage écrit et que les enfants apprennent à lire et à écrire.

★

Grandir

Il était une fois un petit garçon qui habitait dans une grande maison chaude et douce, presque un château.
Cette maison était entourée d'un jardin dans lequel il y avait des arbres très rares, des arbres qu'on ne voyait nulle part ailleurs.

Le petit garçon était fier de sa maison et de son jardin. Il se croyait le maître d'un immense royaume et il se sentait bien.

Un jour en jouant, il buta contre une dalle à moitié recouverte de mousse. Elle devait être très vieille cette dalle à voir l'épaisseur de la mousse.

Intrigué, le garçon s'approcha de la dalle. Au centre, un peu en relief, apparut un anneau rouillé.

« Tiens ! dit le garçon, c'est bizarre cela. » Il souleva l'anneau.
A ce moment la dalle bascula et le petit garçon tomba dans un trou noir. Un trou qui sentait le moisi, un trou froid et humide.

Tout étourdi le garçon se frotta les yeux comme s'il rêvait… Où suis-je, pensa-t-il ? Qu'est-ce que je fais ici ? Et il songea à son beau jardin et à sa maison chaude et il pleura. Ses larmes inondaient ses joues. Ils ne savait pas où il était, il ne savait plus qui il était… le vide… et il s'endormit.
Il aurait pu rester là très longtemps si un bruit ne l'avait réveillé. C'était une voix chantante qui lui dit en l'appelant par son nom :

> « Réveille-toi… tu n'es plus un petit garçon, viens avec moi, bois et mange ce que je t'ai préparé et suis-moi. »

Et Pierre but et mangea et il se sentit fort et vivant et il suivit la voix qui le guidait dans le trou noir. Le trou devint une grotte aux multiples facettes que Pierre apprit à explorer. La voix lui expliquait l'origine des choses et Pierre retenait tout et il grandissait.

La grotte se terminait par un tunnel au bout duquel brillait une lumière. Pierre marcha. Le tunnel s'élargissait, il devenait de plus en plus lumineux.

Pierre était porté par la lumière, ses pieds glissaient sur le sol, il se sentait heureux, poussé par une force intérieure qui le mena dehors…
Un dehors qui s'étendait à l'infini de l'horizon…

À ce moment Pierre ferma les yeux, il revit sa maison chaude comme un cocon et son jardin protecteur… puis il ouvrit les yeux… il vit la mouvance de la plaine…
Et il choisit.

Il choisit la mouvance de la vie, le mouvement de l'être.

★

Les mille et un départs

Il était une fois un enfant qui aimait beaucoup les histoires. Depuis qu'il savait lire, il lisait des histoires et il les relisait si bien que sa tête en fut pleine et que ses oreilles en bourdonnaient.
Les arbres et les coquillages se mettaient à parler, les fleurs fabriquaient des parfums extraordinaires, les mers et les montagnes révélaient leurs secrets.

Il traversait le ciel sur un tapis volant, il lui poussait des ailes, la pluie se changeait en un lait délicieux, les jardins devenaient enchantés avec leurs oiseaux musiciens, les fruits mûrissaient dans la bouche et dégoulinaient de sucre.

Il commandait au soleil, au vent, la terre oubliait de tourner, il dirigeait les saisons et devenait capable de marcher sur l'eau, de franchir les ravins, de traverser les fleuves, il parlait toutes les langues, explorait les forêts dans leur profondeur ténébreuse.
Tous les pouvoirs lui étaient donnés.

Et voilà que peu à peu toutes ces images se mirent à vivre. Elles prenaient corps dans la tête de l'enfant qui se mit à écrire.
Chaque image prit son départ et devint une histoire.
C'est ainsi qu'il y eut mille et un départs
et cette histoire est la mille et unième.

★

Le magicien

Il était une autre fois un monsieur très savant qu'on appelait le magicien. Il possédait un don étrange : quand il parlait, les mots vivaient, on les voyait apparaître, ils se mettaient à voler, à bouger, ils avaient une couleur, une forme, une odeur.

On pouvait les voir, les entendre, les goûter, les palper.

On pouvait les mettre dans la bouche et ils fondaient sur votre langue, on pouvait même les avaler et ceux qui les avalaient recevaient en eux ce don étrange. Ils se sentaient forts et riches et ils devenaient capables de parler et, quand ils parlaient, les mots reprenaient vie et les choses s'animaient.

Cette belle histoire, Pierre la trouva dans un livre. Il la lut et la relut et voulut vérifier si elle était vraie.

Il interrogea son papa qui lui dit :

– « Essaie et tu verras. Choisis un mot, ferme les yeux, regarde-le et tu auras peut-être le pouvoir du magicien. »

Il choisit « jardin ».

Pierre ferma les yeux, et il vit un jardin et le jardin se mit à vivre, les arbres avaient des feuilles, les fleurs sentaient bon, les allées étaient couvertes de mousse, il se coucha dans l'herbe et s'endormit.

Un peu plus tard il ouvrit les yeux. Son jardin était toujours en lui, il le dessina, les mots guidaient ses doigts, il était heureux, il se sentait fort.

Il alla montrer son dessin à son papa qui lui sourit.
Pierre sourit aussi.

Il avait compris le pouvoir des mots.
Il était magicien.
Les mots en lui devenaient vie.
Par lui la vie devenait mots.

★

Comment une petite fille apprit à lire

Il était une fois, il n'y a pas très longtemps, une petite fille très gentille mais qui était bien triste.

Elle allait à l'école, comme tous les enfants, petits et grands,

elle ne demandait pas mieux que d'apprendre, elle en avait même tellement envie que ça n'allait pas.

Elle se disait :

– Je dois, je dois, je dois y arriver et ça l'empêchait de trouver.

Devant un mot, elle paniquait, elle s'affolait. C'était comme si elle se noyait. Tout se brouillait dans sa petite tête...

et elle était très triste... de plus en plus triste d'autant plus triste que sa maman et son papa croyaient qu'elle le faisait exprès.

On avait tout essayé.

Et les jours passaient.

Un jour elle revint de l'école encore plus triste que d'habitude parce que la leçon de lecture avait été très mauvaise.

La maîtresse lui avait donné une page à lire et les mots ne voulaient pas livrer leur secret.

Et la petite fille pensait :

– Ils ne veulent pas m'aider
ils ne m'aiment pas...

– Ils sont méchants, je les déteste...
jamais je n'y arriverai...

Tout était noir dans sa tête... noir comme un jour de pluie... et puis il fallait encore faire ses devoirs et lire... et écrire...

Elle s'installa devant sa table et elle se mit à rêver... la tête entre les mains.

Son livre de lecture était ouvert.

Ses yeux fixaient la page mais ils ne voyaient rien.

Et voilà que tout à coup la page se mit à vivre... le livre parlait.

Il disait :

– Regarde-moi, petite fille... je ne suis pas méchant...
Sais-tu seulement qui je suis ?
Veux-tu dialoguer avec moi ?

Je ne sais pas, dit la petite fille...
J'ai déjà tout essayé...
J'en ai assez...

– C'est vrai, dit le livre, tu as déjà beaucoup essayé… et tu n'as pas trouvé. Veux-tu que je t'aide ?

– Je veux bien, dit la petite fille qui n'y croyait pas trop… On l'avait déjà tant aidée !

– Et bien voilà. Ce n'est pas compliqué. Je suis fait de mots et les mots sont faits de lettres et c'est comme si je parlais mais en fait ce n'est pas moi qui parle.
Les choses sont dites à l'avance, elles sont imprimées et elles attendent un lecteur qui va choisir de leur donner un sens.

… Et le livre continua :
– Oui, c'est toi qui me fais vivre, tes yeux me regardent et je deviens quelqu'un, tu as un énorme pouvoir, tu peux faire de moi ce que tu veux, je dépends de toi, c'est toi qui me crées sans cesse.
Essaie, regarde le premier mot de la page.

Et la petite fille regarda le premier mot. C'était un tout petit mot.

– Que vois-tu ?

– i et après l… donc ça fait « il »… et comment commencent les histoires ?

– « Il était une fois, » lut la petite fille.

– Mais oui, dit la page… tu vois… ouvre les yeux comme ça… bravo… et nous continuons.

Et la petite fille qui commençait à comprendre trouva la suite…

« Il était une fois, un chien… » et la page l'encourageait à trouver les mots et la petite fille put ainsi être sûre que ce qu'elle lisait était juste, elle retrouvait les lettres qui servaient à fabriquer les mots.

Et toute l'histoire du chien entra dans la tête de la petite fille.
Elle regardait les mots, ses yeux étaient des phares qui balayaient la page et les mots s'éclairaient.
La petite fille trouva cela si amusant qu'arrivée à la fin de l'histoire elle la recommença. Ses yeux balayaient la page de plus en plus vite et les mots, éclairés, se mettaient à exister.

– Qu'est-ce qu'il m'arrive, se disait la petite fille,
Je sais lire ?
Elle n'avait plus peur et, depuis ce soir là, elle se sentit devenir grande et importante.
Elle eut envie de donner vie aux mots, ils devaient s'ennuyer sans elle.
Et pour tout dire, elle s'ennuyait sans eux.

★

À prendre pour apprendre

Il était une fois un petit garçon qui habitait à la campagne.

Pour aller rendre visite à son meilleur ami, il devait traverser une forêt. Cette forêt lui semblait si grande qu'il s'y perdait. Il s'y perdait tellement qu'il n'osait plus la traverser et ça le rendait bien triste.

Que faire ?

Souvent il allait jusqu'au bord de la forêt et là il regardait et il réfléchissait, il faisait quelques pas mais vite il revenait.

La forêt lui faisait peur, elle semblait si impénétrable, si peu accueillante.

Il avait déjà essayé de regarder les arbres un à un mais ils paraissaient si grands, si difficiles à reconnaître que Jérôme (c'était le nom du petit garçon) était découragé...

Il retournait s'asseoir à l'orée de la forêt et le temps passait et Jérôme attendait et il n'était pas heureux. Chaque fois il revenait, il faisait quelques pas dans la forêt et puis il retournait.

Un beau matin, cependant, il sentit que ce serait autrement.

Il mit son plus beau pull-over (c'était le blanc) et chaussa ses sandales à lanières, celles qu'il préférait et il courut jusqu'à l'entrée de la forêt.

Jérôme se remplissait d'odeurs, son nez en était étourdi...

– Voilà, dit le lapin, la forêt est pleine d'odeurs.

– Oui, dit Jérôme qui ferma les yeux pour mieux sentir.

Et il ouvrit la bouche et il reçut un goût d'herbe sur la langue. Un goût sauvage... un peu amer.

– Oui, dit le lapin, la forêt se laisse manger et il alla chercher des baies que Jérôme dégusta comme un festin des bois.

Il commençait à comprendre la vie de la forêt.

Il était content.

Le lapin poursuivit :

– Tu as déjà trouvé une clé de la forêt, il y en a beaucoup d'autres.

Et Jérôme apprit à entendre les bruits de la forêt, tous les bruits, des plus forts aux plus doux...

et Dieu sait s'il y en a des bruits dans la forêt...
bruits de mouches et d'insectes
bruits des feuilles qui tombent
et des feuilles qui se lissent
branches qui craquent
bruit des ailes d'un oiseau
bruit du vent dans les arbres
bruit du pic-vert qui interroge l'écorce...
Jérôme en eut pour des jours et des jours à remplir ses oreilles...

Puis il apprit à regarder : ses yeux virent les couleurs et les formes, les ombres, les creux, les reliefs…

Un petit lapin l'attendait.

– Bonjour, dit le lapin.

– Bonjour, dit Jérôme. je ne te connais pas.

– Moi si, dit le lapin, ça fait longtemps que tu viens.

– Oui, dit Jérôme. Je viens jusqu'ici mais je n'ose pas aller plus loin. La forêt me fait peur, elle est si grande et tout se ressemble. Je voudrais bien la traverser pour aller chez mon ami mais je m'y perds, la forêt est trop touffue.

– As-tu seulement peur où t'es-tu déjà vraiment perdu ? demanda le lapin.

– J'ai plutôt peur… peur de me perdre, répondit Jérôme.

– Ce n'est pas grave, dit le lapin en souriant.

Veux-tu que je te montre le chemin ?

– Oh oui, dit Jérôme, comment dois-je faire ?

– Et bien, dit le lapin, la forêt s'ouvre comme un livre. Elle se raconte comme une histoire… vue du dehors tout se ressemble, on ne voit que des arbres mais une fois qu'on l'écoute, qu'on la respire, qu'on la touche (avec ses pieds, avec ses mains), qu'on la regarde, qu'on la goûte, chaque coin est différent.

La forêt se laisse pénétrer.

Viens.

Et Jérôme ouvrait ses yeux et ses oreilles. Il était très étonné.

Le lapin trottina dans l'herbe jusqu'au pied d'un gros arbre, il remua son museau de lapin et dit :

– « Sens la forêt, sens comme elle sent bon »… et Jérôme ouvrit ses narines et il renifla toutes les odeurs de la forêt… celle de la mousse et celle des feuilles, celle du bois mouillé, l'odeur des champignons…

Puis ses mains et ses pieds touchèrent la forêt…

Les arbres avaient une peau et tout son corps respirait l'haleine de la forêt et sa mémoire en était pleine.

C'est ainsi que Jérôme apprit la forêt.

Il fut capable de la traverser car il savait comment la prendre.

Le lapin disparut…

Jérôme savait comment apprendre.

★

Histoire de « je ne sais pas »

Il était une fois, peut-être deux ou trois, un enfant qui disait si souvent : « Je ne sais pas » qu'on le surnomma *Je ne sais pas*.

Il était débrouillard et gentil de sorte qu'il avait beaucoup d'amis mais ses « Je ne sais pas » énervaient les grandes personnes, surtout à l'école et à la maison.

On lui demandait :
– Que veux-tu ?
– Je ne sais pas.
– Veux-tu un morceau de gâteau ?
– Je ne sais pas.
Parfois le *Je ne sais pas* se changeait en « peut-être »... mais ce n'était pas mieux... on ne savait toujours pas.

Un jour, une dame l'invita chez elle et elle lui demanda ce qu'il voulait faire.
Evidemment, il répondit « Je ne sais pas ».
La dame étonnée répondit :
– « Tu ne sais pas ? Qu'est-ce que tu ne sais pas ? »

Pris au dépourvu, *Je ne sais pas* dit « Je ne sais pas ».

La dame continua :
– Veux-tu que nous voyions ensemble pourquoi tu dis « Je ne sais pas » ?
– Si vous voulez, je ne sais pas, répondit *Je ne sais pas*.
Et la dame sourit et dit :
– Oui, je veux. Je veux t'aider à savoir pourquoi tu dis je ne sais pas.

L'enfant sourit aussi... il avait compris que la dame
avait compris ! Mais elle était si gentille que l'enfant eut
vraiment envie de dire autre chose que « Je ne sais pas ».

Et la dame poursuivit :
– Pourquoi crois-tu qu'on dit je ne sais pas ?

Je ne sais pas commençait déjà à murmurer :
– Je ne...
Mais la dame ne lui en laissa pas le temps. Elle ajouta :
– Nous allons chercher ensemble. Et ils trouvèrent beaucoup de raisons.

Une première, parce qu'on ne sait vraiment pas, mais c'est rare. Cependant on peut ne pas savoir mais alors on est prêt à écouter la réponse ou l'on cherche à savoir.

Une deuxième raison, c'est parce que l'on sait très bien, mais qu'on n'ose pas le dire de peur de mécontenter l'autre ou de trop s'exprimer, de prendre trop de place, de s'imposer ou de trop se livrer...
On préfère alors dire : « Je ne sais pas ».

Parfois on est si peu proche de soi-même que l'on ne sait pas vraiment ce que l'on ressent, ce que l'on veut. On ne sait pas si on a vraiment faim, soif, sommeil… ce qui est dommage car on ne s'habite pas tout entier, on vit sur le pas de sa porte…

Il y a aussi des « je ne sais pas » qui sont des « non » déguisés ou amortis.

On ne veut pas dire « non » pour avoir la paix… on ne veut pas dire « oui » parce qu'on n'est pas d'accord on dit alors « je ne sais pas » tout en sachant très bien ce que l'on veut et ce que l'on ne veut pas.

Il y a aussi des « je ne sais pas », rebelles qui traduisent des « vous ne m'aurez pas ». Je n'ai rien à faire avec vous, laissez-moi tranquille…

foutez-moi la paix…

Et la dame et l'enfant s'amusaient beaucoup. Chaque fois qu'ils trouvaient un nouveau « je ne sais pas », *Je ne sais pas* souriait… la dame aussi.

Puis la dame demanda :

– Vois-tu encore d'autres « je ne sais pas » ?

Et *Je ne sais pas* répondit :

– Non, pas pour le moment mais je vais réfléchir.

Et ils se quittèrent.

Je ne sais pas retourna à la maison en réfléchissant.

Il ne savait pas encore s'il y avait d'autres « je ne sais pas ». Mais il avait trouvé pourquoi il disait « je ne sais pas ».

Et il sourit et s'exerça à dire autrement…

Il trouva à cela bien amusant.

Et si vous êtes un *Je ne sais pas* peut-être que cette histoire vous parlera et que vous la compléterez.

★

L'éducation des parents

Il était une fois, au bord de la mer, un coquillage qui avait la particularité de changer de couleur. Il ne changeait qu'à l'apparition des enfants. Ce changement de couleur exprimait aussi l'état du temps. Il devenait bleu au clair de lune, rouge quand le vent se levait, bleu marine quand le soleil brillait.

Il changeait de forme et de couleur, donc d'apparence suivant l'humeur des enfants. Il prenait souvent la couleur des vêtements des enfants, ceci pour ne point les effrayer. Le coquillage devenait noir quand un enfant était triste ou grondé. Il servait de baromètre pour les parents.

Un jour, une maman qui s'était mise en colère contre son fils qui avait désobéi, entendit une voix et vit le coquillage rouge foncé qui disait :

– Ne vous énervez point car sur cette plage, les coquillages vous écoutent et répètent le soir aux étoiles ce que vous avez dit et fait à votre enfant.

De toute façon, à quoi cela vous sert-il de vous fâcher ? Votre fils est capable de comprendre ce que vous lui expliquez.

Ce qu'il ne comprend pas directement il le comprendra plus tard.

La maman très étonnée réfléchit en essayant de mieux comprendre son fils et surtout de l'écouter avant de se mettre en colère.

Le coquillage prit un ton rosâtre et il devint plus petit comprenant que la mère deviendrait plus calme à l'avenir et plus compréhensive.

... Et c'est ainsi qu'un peu à la fois les parents furent éduqués par le coquillage qui n'étant plus utile disparut des plages.

★

Choisir

Dans un pays très loin d'ici, là où il fait chaud toute l'année, là où poussent des milliers d'arbres, de fleurs, de fruits, là où chantent des milliers d'oiseaux, là où tombent des pluies diluviennes, là où éclatent de magnifiques orages, vivait un petit garçon heureux, en bonne santé, entouré de gens qu'il aimait et par qui il était aimé.

Il allait à la pêche dans le grand fleuve rempli de poissons et de plantes aquatiques.

Un jour qu'il était allé pêcher, un petit poisson sortit de l'eau et commença à lui parler.

– Si tu veux, je te ferai voir des choses que tu ne connais pas. Mais à une condition, jamais, plus jamais tu ne pêcheras.

D'abord le petit garçon refusa car pêcher était toute sa vie mais le petit poisson insista.

Enfin le garçon accepta et le poisson dit :

– Puisque tu es d'accord, tu vas me suivre. Mais avant voici une pierre.

Tu vois, elle est grise et froide. Si tu romps ta promesse, elle deviendra rouge comme du charbon qui brûle et elle te brûlera.

Le petit garçon promit formellement de ne plus pêcher et le poisson partit en nageant à la surface de l'eau afin que le garçon le voie.

Le garçon se mit à pagayer.

Tout à coup il fut très fatigué et il eut mal aux bras.

Le poisson s'arrêta et lui tendit un morceau d'algue.

– Mange cette algue, dit-il, après cela tu deviendras poisson. Tu pourras nager et respirer en dessous de l'eau. Le garçon mordit l'algue.

Il sentit ses jambes se transformer en nageoires. Il eut besoin de se jeter dans l'eau où, à son grand étonnement, il fut capable de nager parfaitement.

Il continua de suivre le poisson.

Tout doucement l'eau se refroidit. Les jolies pierres blanches qui parsemaient la rivière devinrent de gros cailloux gris comme celui que le poisson lui avait donné.

Le garçon entra peu à peu dans le royaume sous-marin.

La lumière était verte, de magnifiques rochers rouges, jaunes étaient accrochés à des espèces de montagne.

Tout d'un coup, le sol devint sablonneux et parsemé de coquillages puis un précipice s'ouvrit sous leurs nageoires. Un moment, le garçon eut le vertige mais il se rassura vite.

Le poisson l'entraîna au fond du gouffre où des serpents de mer tournaient en rond.

Jamais les serpents n'avaient vu un poisson de ce type.

Le petit garçon de son côté avait peur. Le poisson lui dit :

– Ne crains rien.

Le garçon calma sa peur et suivit le poisson entre les serpents. Les serpents étaient tellement étonnés de les voir qu'ils restèrent cloués sur place.

Ils franchirent cet obstacle sans danger.

Ils descendaient un peu plus encore et se trouvèrent devant une grotte fermée par une énorme pierre.

Le poisson fit un geste, il caressa la pierre de sa queue. La pierre roula et dégagea l'entrée. Ils entrèrent dans la grotte. Le garçon en eut des frissons car la grotte était sombre. Ensuite, elle s'élargit et ils virent une grande salle pleine de pierres précieuses.

Le fond de la salle était éclairé par des poissons phosphorescents.

C'était un mélange splendide.

Le garçon en fut ébloui.

Une voix chantait et l'attira vers elle. Soudain il eut une pensée pour ses parents qui se demandaient sûrement où il était. Mais l'éclat de la grotte le rassura.

La voix lui dit :

– Par l'intervention du petit poisson, tu es arrivé jusqu'ici. Jamais personne n'a eu cette chance. Tu peux choisir : ou tu retournes sur la terre ou tu restes avec nous.

Le garçon ne sut que faire.

Il pensa à sa vie d'avant, il regarda la grotte.

Que choisir ?

Rester ici ?

Aller chez ses parents qu'il aimait tant ?

Le garçon réfléchit. Il réfléchit longuement.

D'un côté il souhaitait connaître cette vie nouvelle, de l'autre il se plaisait chez ses parents.

Le garçon posa des questions à la voix.

Enfin, il choisit de rester dans la grotte et d'y découvrir les trésors qui y sont cachés.

★

BOUTADES ET HISTOIRES DRÔLES[1]

Jeux de mots et devinettes

Un mendiant se promène,
tenant un chien en laisse
et murmurant d'une voix dolente :
– Ayez pitié d'un pauvre aveugle.

Les sous pleuvent,
quand un passant plein de méfiance,
lui dit, sévèrement :

– Vous avez l'air d'y voir bien clair !
– Oh ! monsieur, répond le mendiant,
ce n'est pas moi qui suis aveugle,
c'est mon chien.

★

– Qu'est-ce que tu attends là, ma petite fille, depuis plus d'une heure ? demande l'agent.

– Maman m'a bien recommandé de ne pas traverser la rue avant que les voitures soient passées, et y en a pas encore passé une seule.

★

Un homme possesseur d'un nez rouge
voyageait en omnibus.
Le froid était assez vif,
il avait relevé le collet de son pardessus,
et une forte buée s'échappait de ses lèvres.

Tout à coup, le contrôleur s'écrie,
d'un air autoritaire :
– Eh ! là-bas ! Éteignez donc votre cigare,
Pas de réponse.
– Voulez-vous bien éteindre votre cigare,
que je dis !
– Mais je ne fume pas,
répond le malheureux voyageur ;
c'est mon nez !
– C'est votre nez ? riposte le contrôleur.
Alors vous pouvez continuer.

★

1. Elles nous ont été inspirées par *La botte d'asperges* de Cb. Cloix, Spes, 1928.

– La gymnastique, il n'y a que ça, voyez-vous pour conserver la santé et prolonger la vie.
– Mais nos ancêtres n'en faisaient pas, et pourtant ils se portaient bien.
– Ils se portaient bien ! Ils se portaient bien ! N'empêche qu'il sont tous morts !

★

Calino raconte à son ami José un voyage qu'il vient de faire :
– Figure-toi, que dans le wagon, je m'étais mis près d'une portière dont la vitre ne pouvait pas se relever, en sorte que j'ai reçu tout le vent dans la figure.
– Mais il fallait changer de place avec un autre voyageur.
– Pas moyen, mon cher, j'étais tout seul dans le compartiment.

★

La concierge au nouveau locataire :
– Est-ce qu'il est bon pour les rats, votre chien ?
– Lui ? ah ! d'une bonté qui va jusqu'à la faiblesse. Il se sauve dès qu'il en voit un, pour ne pas lui faire du mal.

★

Boulmiche avait l'habitude de régler sa montre sur l'horloge de l'Hôtel de Ville. Un jour, au moment de procéder à cette opération quotidienne, il s'aperçoit qu'il a laissé sa montre chez lui.
– C'est ennuyeux, dit-il... Mais, je me rappellerai bien : deux heures quarante sept.

★

À la poste :
– Votre lettre est trop lourde, il faut y ajouter un timbre.
– Ben ! si j'ajoute un timbre, elle sera encore plus lourde !

★

Un touriste rempli d'enthousiasme :
– Mon Dieu ! que les couchers de soleil sont donc beaux ici !
L'autre touriste, un peu distrait :
– Oui... surtout le soir.

★

Un ivrogne, ayant bu un coup de trop, avait perdu l'équilibre et se trouvait gisant au milieu du chemin. Un voisin vient à passer et lui entend répéter :
– Ce n'est pas ça, ce n'est pas ça, ce n'est pas encore ça, mais ça viendra...
– Que fais-tu donc là ?
– Voici, répondit l'ivrogne, la terre tourne, les maisons aussi, j'attends que la mienne passe pour rentrer chez moi.

★

Une dame disait un jour :
– Mon Dieu ! Je suis bien heureuse de ne point aimer les épinards ; car, si je les aimais, j'en mangerais, et, comme je ne les aime pas, ça me serait très désagréable.

★

L'amateur d'antiquités, devant une horloge ancienne :
– À quelle époque remonte-t-elle ?
– N'importe quand, monsieur ; mais il suffit de la remonter tous les huit jours.

★

– Mon cher ami, j'ai oublié chez toi mes lunettes. Fais-moi le plaisir de me les renvoyer.
... Au moment de cacheter sa lettre, l'auteur de cette lettre constate que ses lunettes sont sur la table.
Aussitôt il ajoute ce post-scriptum :
– Je viens de les retrouver. Ne prends pas la peine de les chercher.
Et il envoie la lettre.

★

Ampère, le savant, avait deux chats : l'un était un angora de grande taille ; l'autre, un petit chaton.
Ennuyé d'entendre ses animaux favoris gratter à la porte de son bureau, il fit venir un menuisier.
– Pratiquez, lui dit-il, deux chatières au bas de cette porte, et surtout ayez soin d'en faire une grande et une petite, proportionnellement à la taille de mes animaux.
– Mais monsieur, repartit l'ouvrier, est-il nécessaire d'en faire deux ? La grande suffirait bien.
– Eh bien ! et le petit chat ? Comment fera-t-il pour entrer ? demande tranquillement Ampère.

★

Examen d'histoire naturelle

– Parlez-nous du lion.

– Le lion est un carnassier dont la chair est précieuse en charcuterie, car le saucisson de Lyon est fort estimé. Le lion a donné son nom à un golfe.

– Très bien ! parlez du bœuf.

– Le bœuf est doux ; son œil sert à faire des fenêtres ; mais ainsi que la plupart des génies méconnus, le bœuf ne devient à la mode qu'après sa mort.

– Parfait. Mais, avant d'être bœuf, il est veau ; que savez-vous à ce sujet ?

– Le veau, lorsqu'il est verni, fait d'élégantes chaussures. Le veau des champs est plutôt triste ; à preuve, l'expression usuelle : pleurer comme un veau.

Le vaudeville au contraire est très gai et fait rire.

– Parlez-nous du cygne.

– Le cygne est un oiseau qui doit venir d'Allemagne, puisqu'on dit le « signalement ». Il se trouve aussi bien sur la terre que sur l'eau, puisqu'on parle souvent des « signataires ».

★

Un artiste dînait un jour chez une personne de sa connaissance. Lorsqu'on fut au dessert, on servit un superbe fromage de Roquefort.

– Où l'entamerai-je ? demanda l'invité.

– Mais où vous voudrez, répondit la maîtresse de maison. Là-dessus, tout naturellement, l'artiste appelle un des domestiques et lui dit :

– Portez ce fromage chez moi. Je l'entamerai ce soir.

★

Ce qu'on n'a jamais vu :

Vous prenez une noisette dans votre main fermée, et, montrant cette main sans laisser voir ce qu'il y a dedans, vous pariez de faire voir aux spectateurs une chose qu'ils n'ont jamais vue, que vous-même n'avez jamais vue et que personne ne verra jamais plus après que vous l'aurez montrée une fois.

Le pari étant tenu, vous cassez la noisette, vous montrez l'amande qui était dedans et que personne n'avait jamais vue, en effet ; vous l'avalez, et personne ne la verra jamais plus.

Votre pari est gagné.

★

Pierre raconte qu'il a été attaqué par des brigands.
– Combien étaient-ils ? lui demande Paul
– Sept.
– Tu dis ?
– Je dis sept.
– Dix-sept ?
– Non… sans dix.
– Cent dix ?
– Non… sans dix… sept.
– Cent dix-sept ?
– Mais non, sept… sans dix.
– Sept cent dix ?
– Pristi ! sept… sans dix… : sept.
– Sept cent dix-sept ?
– Si tu ne veux pas comprendre !

★

Jean rentre chez lui dans un piteux état.
Sa maman se fâche :
– D'où viens-tu, et pourquoi tous ces trous sur tes vêtements ?
– Maman, on jouait à l'épicier, et c'est moi qui étais le fromage de gruyère.

★

Une petite fille donne du sucre aux poules.
– Pourquoi donnes-tu tant de sucre aux poules ? demande la maman.
– C'est pour qu'elles me pondent des œufs de Pâques…

★

– Hi ! hi ! hi ! M'sieur, j'suis trop petit ; j'peux pas attraper la sonnette…
– Allons, mon enfant, ne pleure pas comme ça. Tiens, je sonne à ta place.
– Merci, M'sieur. Maintenant j'file. Tâchez aussi de vous sauver, parce que la vieille barbe de concierge, elle va sortir avec un seau d'eau !

★

Jacques apprend à lire. Sa mère l'interroge :
– Sais-tu ton alphabet ?
– Oui maman.
– Quelle lettre vient après la lettre A ?
– Toutes les autres, maman.

★

– Qu'as-tu fait des dix sous que je t'ai donnés hier ?
– Je les ai donnés à une vieille femme.
– C'est bien, d'être charitable.
– Et puis, elle vendait des sucres d'orge !

★

– Il ne faut jamais remettre au lendemain ce qu'on peut faire le jour même.
– Alors, papa, passe-moi le reste du gâteau, peur que je le finisse aujourd'hui.

★

Bob à son papa :
– C'est vrai, papa, que l'eau bout à 100 degrés ?
– Oui, mon garçon.
– Eh bien, dis-moi donc : d'où l'eau sait-elle qu'elle a juste 100 degrés ?

★

Jeannot a, un jour, entendu dire que la chaleur dilate les objets, et que le froid les contracte.

– Est-ce bien vrai ? demande-t-il à Paul, son aîné, qui a douze ans.

– Bien sûr que c'est vrai, répond Paul. Tiens, par exemple en été, quand il fait chaud, les jours sont plus longs. En hiver, au contraire, quand il fait froid, les jours sont plus courts.

★

Un homme, fort avare, vint à tomber malade.

On le décida, non sans peine, à consulter un docteur réputé.

– Combien prend-il ? demande l'avare avec inquiétude.

– C'est cent francs pour la première visite, lui répond-on, et cinquante francs pour les suivantes.

Ainsi prévenu, l'avare se rend chez le médecin.

– Docteur, c'est encore moi ! s'écrie-t-il d'un petit ton dégagé, en pénétrant dans le cabinet de consultation.

Le docteur, sans perdre de temps, interroge son client, l'ausculte, prend les cinquante francs que celui-ci lui remet, puis avec un sourire :

– Rien de nouveau, cher Monsieur, vous suivrez le même traitement que la dernière fois.

★

Combles

Quel est le comble de la poltronnerie ?
– C'est de reculer devant une pendule qui avance.

Quel est le comble de l'habileté pour un médecin ?
– C'est de rendre l'ouïe à une lanterne sourde.

Quel est le comble du savoir-faire pour un cordonnier ?
– C'est de ressemeler une botte d'asperges.

Quel est le comble de l'habileté pour un coiffeur ?
– Raser les murs.

Quel est le comble du succès pour un professeur de géographie ?
– C'est de voir une rivière suivre son cours.

Devinettes

Douze moineaux sur un arbre. Je tire et j'en tue sept. Combien en reste-t-il ?
– Cinq ?
– Non, aucun. Les autres se sont envolés.

Quelle différence entre un cigare et un aéroplane ?
– L'aéroplane fait monter tandis que le cigare fait des cendres.

Qu'on m'enlève une lettre, qu'on m'en enlève deux, puis trois,
qu'on me les enlève toutes, je suis toujours le même.
Qui suis-je ?
– Le facteur.

Quel est le fruit que le poisson n'aime pas ?
– La pêche.

Qu'est-ce qui tourne sans bouger ?
– Le lait.

Monsieur et Madame rentrent de voyage.
Qu'est-ce qui rentre en premier ?
– La clé.

Que voit un boulanger en regardant le portrait de ses enfants ?
– Il voit ses petits peints.

Quelles sont les lettres…

les moins faciles à lire ?	F - A - C
les moins douces à manier ?	R - I - C
les plus remuantes ?	A - J - T
les plus laborieuses ?	O - Q - P

Quelles lettres prendre…

pour voler ?	des L
pour jouer ?	des D
pour recevoir du secours ?	des Z
pour combattre ?	des E - P

TEXTES LITTÉRAIRES SANS TITRE

C'est au lecteur de trouver des titres.

Le pilote saisit les manettes
dans sa main droite
comme un joueur d'orgue les tirettes
de ses registres,
et les rejeta lentement
en avant
contre les butées.
Toute la machine frémit
de la puissance
qui l'anima d'un coup.
Elle roula
d'abord pesamment
puis se souleva sous la vitesse,
et les lumières du balisage se mirent à fuir derrière l'avion
comme une pluie miraculeuse
d'étoiles filantes…

Puis l'avion
se hissa
majestueusement
au-dessus du sol,
comme un cheval,
quand on le voit,
au cinéma,
sauter un obstacle
au ralenti.

J. Roy.

Une femme de campagne, dont tout le temps sans doute était pris par le ménage des champs, négligeait le ménage de la maison.

Un jour, la voisine, allant passer une quinzaine chez sa fille, lui confia son géranium, pour qu'elle l'arrosât chaque matin. Ce géranium était si bien tenu, si plein d'éclat, d'un si net écarlate, que par contraste le logis parut sordide.
La fleur fit voir cela, tout à coup, dont la femme de la maison ne s'avisait plus depuis longtemps.

Et il fallut entendre le conseil sans voix de ce géranium : passer les murailles au lait de chaux, encaustiquer les meubles, refaire l'ordre et la netteté.

Par sa seule présence, la fleur avait opéré une conversion.

H. Pourrat
L'école buissonnière, La Nouvelle Édition.

★

Il tisonna le fourneau, déplaça la rondelle du couvercle, porta la poêle sur le feu et coucha deux tranches de jambon sur le beurre fondu qui protesta dans une grésillante fusion de bulles.

Deux œufs, cassés avec adresse, laissèrent couler leur jaune rond et leur bave translucide au centre du tableau. Sel et poivre tombèrent sur eux en ultime bénédiction.

H. Troyat
Tendre et violente Élisabeth, Plon.

★

Comme la diligence descendait une côte au galop, un pauvre bœuf effrayé s'est jeté dans une broussaille ; un petit garçon de quatre ou cinq ans, qui le conduisait, lui a pris la tête et la lui a cachée dans sa poitrine en le flattant doucement de la main. Il faisait à ce bœuf ce que sa mère lui fait sans doute à lui, enfant.

Le bœuf tremblant de tous ses membres, enfonçait avec
confiance sa grosse tête ornée de cornes énormes entre les bras de l'enfant, en jetant de côté un coup d'œil effrayé sur la diligence.
L'enfant souriait et lui parlait tout bas.
Rien de touchant et d'admirable comme de voir cette force brutale et aveugle gracieusement rassurée par la faiblesse intelligente.

Victor Hugo

★

Tout juste sorti de son cocon, un mille-pattes se prélassait sur une feuille tendre.
Un éléphant vint à passer.

– Quel monstre ? s'écria le vermisseau, et il n'a que quatre pattes ! De pareils éclopés ne devraient pas avoir le droit de vivre.

Peu de temps après, un chasseur sortit du bois.

– Tiens, fit le mille-pattes, en voilà un qui n'a que deux pattes. C'est inouï. Aller se mettre dans des états pareils ? C'est une offense de la nature.

Les ignorants, comme les mille-pattes, n'ont d'esprit que dans les pieds.

J. Pellerin
Le calepin du diable.

★

Le jeudi était un jour de grande toilette, et ma mère prenait ces choses-là très au sérieux. Je commençai par m'habiller des pieds à la tête, puis je fis semblant de me laver à grande eau : c'est-à-dire que vingt ans avant les bruiteurs de la radiodiffusion, je composai la symphonie des bruits qui suggèrent une toilette. J'ouvris d'abord le robinet du lavabo, et je le mis adroitement dans une certaine position qui faisait ronfler les tuyaux : ainsi mes parents seraient informés du début de l'opération. Pendant que le jet d'eau bouillonnait bruyamment dans la cuvette, je regardais, à bonne distance.

Au bout de quatre ou cinq minutes, je tournai brusquement le robinet, qui publia sa fermeture en faisant d'un coup de bélier trembler la cloison.
J'attendis un moment, que j'employai à me coiffer. Alors je fis sonner sur le carreau le petit tube de tôle et je rouvris le robinet lentement, à très petits coups. Il siffla, miaula et reprit le ronflement saccadé. Je le laissai couler une bonne minute, le temps de lire une page des Pieds Nickelés.
Au moment même où Croquignol prenait la fuite au-dessus de la mention « A suivre », je le refermai brusquement.

Mon succès fut complet, car j'obtins une double détonation, qui fit onduler le tuyau.
Encore un choc sur la tôle du tube et j'eus terminé, dans le délai prescrit, une toilette plausible, sans avoir touché une goutte d'eau.

Marcel Pagnol
La gloire de mon père.

★

Platero est petit, doux, velu, si moelleux d'aspect qu'on le dirait tout en coton, sans ossature.
Seuls les miroirs de jais de ses yeux sont durs comme deux escarbots de cristal noir.

Si je le laisse en liberté, il se dirige vers le pré et il caresse de son mufle tiède, les effleurant peine, les petites fleurs roses, jaunes ou azurées… Si je l'appelle doucement : « Platero », il s'avance vers moi d'un petit trot joyeux qui semble rire, comme je ne sais quel grelot idéal…

Il mange tout ce que je lui donne. Il raffole des mandarines, du muscat d'ambre, des figues violâtres, avec leur minuscule goutte de miel cristallin… Il est tendre et caressant comme un enfant, comme une petite fille… ; mais il est dur et sec, intérieurement, comme une pierre.
Lorsque nous traversons, le dimanche, les dernières ruelles du village, les campagnards, lents et coquets, s'arrêtent pour le regarder :
– On dirait de l'acier…
De l'acier, mais oui. De l'acier mêlé d'un argent de lune.

Juan Ramon Jimenez
Platero et moi.

Quand on est petit garçon, au collège, on se lève trop
tôt. On se lève à six heures du matin. Il fait froid. On se
frotte les yeux et l'on souffre d'avance de la triste leçon
de grammaire.

C'est pourquoi l'on rêve de tomber malade pour se réveiller à l'infirmerie où des religieuses à cornette blanche vous apporteront au lit des tisanes sucrées.

On se fait mille illusions sur ce paradis.
Alors bien sûr, si je souffrais d'un rhume, je toussais
un peu plus qu'il n'était nécessaire.

Et, de l'infirmerie où je me réveillais, j'entendais sonner
la cloche pour les autres. Si j'avais un peu trop triché, cette cloche me punissait bien : elle me changeait en fantôme. Elle sonnait, au dehors, des heures véritables, celles de l'austérité des classes, celles du tumulte des récréations, celles de la chaleur du réfectoire. Elle fabriquait aux vivants, là dehors, une existence dense, riche de misères, d'impatiences, de jubilations, de regrets.

Moi, j'étais volé, oublié, écœuré de tisanes fades, de lit
moite et des heures sans visage. Il n'est rien à attendre
d'une mission manquée.

Antoine de Saint-Exupéry
Pilote de guerre.

★

Sur le ciel bleu cru, le palétuvier se détachait en noir, contre-jour, et sa forme desséchée, stéréotypée n'évoquait en rien un arbre mais plutôt un insecte infernal.

Josée soupira, referma les yeux. Les vrais arbres étaient loin, à présent, et surtout le peuplier de jadis, ce peuplier isolé, au bas d'un champ, près de la maison.
Elle s'étendait dessous, les pieds contre le tronc, elle regardait les centaines de petites feuilles agitées par le vent,
pliant ensemble et très haut, la tête de l'arbre, toujours
sur le point de s'envoler, semblait-il, dans sa minceur.

Elle avait quel âge, quatorze, quinze ans ?
Ou bien, elle s'appuyait contre lui, la tête entre les mains,
la bouche contre l'écorce rugueuse elle se chuchotait des promesses, elle respirait sa propre haleine dans ce trouble
de l'adolescence, dans cet effroi du futur et dans cette assurance.

Elle n'imaginait pas alors qu'elle pût quitter ce peuplier
coupé à ras, la cicatrice beige de la hache sur le tronc
définitivement asséchée.

Françoise Sagan
Les merveilleux nuages.

Ils sortirent sur le port où la tornade brassait des effluves de goémon, d'iode, de coquillages et de hareng. Des pêcheurs, en ciré, les dépassèrent, faisant chanter leurs bottes de caoutchouc. Là où les galions contenant des porcelaines de la Compagnie des Indes, des diamants, des aromates, du cari, du paprika, de la cannelle, du cumin, de la coriandre, du gingembre, du cubèbe, de la muscade et du bétel s'amarraient pour ouvrir leurs panes fabuleux qui allaient faire d'Amsterdam la ville la plus riche d'Europe, s'alignaient des pyramides de charbon, des entrepôts, des cuves de pétrole, des caisses de pièces détachées.
Des treuils manœuvraient des colis de la rive aux cales, des cales aux docks. Les écluses viraient pour laisser passer des paquebots qui bramaient pavillon au vent.

Thérèse de Saint-Phalle
La mendigote.

11. Soudures

MOTS

rattoitânepelledrapétépoirerepotcolmalpattemurnichepilecriecar

loupetarmeprunepommecirepontratfeucoinchatsurpilecraietablep

ommefleurpêchedubeurrebleudigueguidonvélonommontagneverdure

champboisvillaruemurplatassietteverrerobelemarimeramemaretarteg

âteauchantoiseauchevalporctrainautoboitechapeaumanteausaccoche

tissuchaudtomateharicotépinardoignonpoireauchoulivrecahiercrayont

ablebanccraieruepouletrampatortuemarchébruitvilleplacetroncarbrefro

idélèvesagepagelitrelaittassecafécharbonfeuflammefilbrossebonsauceb

locpapierrienplacelitballonjouetpainlancepompejournuitdoncavionuag

ecielplatétagelavabosvonmurmousseherbefleurpelousevertebocalcollie

rbouchenezépaulmainbraspiedslessivesavonbarberaserrasoirmervague

bateaupêcheubarquedessincouleurorangebananeplumetêteboissonbiè

evineaucafélimonadefraisepartâgemoissaisonannéesemaine

PHRASES

j'aiplusieursfrèresleballonrebonditsurleplancher

ilfaitsondevoiravecsoinpapajoueauxboulesdanslej

ardinchaquematinjemelèveetjemangeunetartine

lesvoilesdubateaudemonfrèresontrougeslacoque

dunaviredemonamiestrougetevertelegarçoncourt

surlaplagemamanadescoursesàfairelechiendortéte

ndudanssanichedeboislepommierestcouvertdegro

ssespommesrougeslesoleilétincellesurlamerenétél

esjourssontpluslongsetilfaitsouventtrèsbeaujedes

sineunemaisonlaportedelamaisonestouvertejelafe

rmelesélèvessontréunisdanslacourdelécolequandi

lfaittrèsbeauetchaudonouvrelafenêtreletrainroule

surlesrailslefeubrûledanslacheminéelechiendechas

sevasouventàlachasseavecsonmaîtrejesuivisunche

minquiconduisaitàlaforêtlapluiefinetombesansar

rêtetfrappeaucarreaulefleuvecoulelentemententre

sesriveslatabledeboisaquatrepiedslapetitefillejoue

gentimentavecsapoupée

TEXTES

L'étoile de Patachou

Lautresoirpatachoumademandéuneétoile. Jeluiaiditque peutêtreavecunfiletàpapillonsquiauraituntrèslongmanche...
Enfinjeluiaipromisquejattraperaisuneétoileetquejelaposerais surlecoindesonoreiller. Dixminutesaprèsildormaitdoucement.
Maisauréveil : « létoilecriaitiloùestelle ? »
- « Nevoistupasquilfaitjour ? Elleiestrepartie. Ilfallaitt'éveiller plustôt. Elleétaitlàprèsdetajoue. Tuauraispulaprendre danstamain ».
Ilmarépondu : « laprochainefoistulamettrasdansune petiteboite. Ellenepourraplussenaller. »

Tristan Derême.

La rose du Petit Prince

Lepetitprincesenfutrevoirlesroses.
Maroseàmoiestplusimportantequevoustoutespuisquecest ellequejaiarrosée. Puisquecestellequejaimisesousglobe.
Puisquecestellequejaiabritéparleparavent.
Puisquecestelledontjaituéleschenilles. Puisquecestmarose.

Antoine de Saint-Exupéry.

12. Phrases disloquées

dans cour la les picorent poussins

tempête il vent de fait un

cour la et chat le se regardent chien le dans

vers apporte le heures courrier 8 facteur le

du la chien niche maison se tout trouve prés la de

on des fleurs a cueilli et un on vase a mis les dans

charité deux la vertus grandes sont la patience et

tu où vas ?

prairie la dans foudroyé a été sapin le

a les siens chaque l'hiver saison a avantages ses

leurs feuilles ont les toutes arbres perdu

harnachée la mule de l'escalier au bas était

maison à la conduit un bleues dalles de sentier

CONCLUSION

C'est un mystère, la lecture.
Comment on y parvient, on ne sait pas.
Les méthodes sont ce qu'elles sont, sans importance.

C. Bobin

Si l'on admet qu'apprendre à lire, lire et y trouver du plaisir réservent encore leur part de *mystère* et relèvent d'une alchimie propre à chacun, il n'en n'est pas moins vrai qu'il ne suffit pas de dire à un enfant ou à un adolescent *lis* pour qu'il y parvienne et encore moins pour qu'il lise et ait le goût de la lecture.

Au terme de ce livre et de ses entraînements, nous espérons avoir convaincu éducateurs, rééducateurs, parents et sûrement l'apprenant qu'une lecture flexible est le résultat d'un entraînement systématique et spécifique que l'on peut rendre plaisant et enrichissant, en gardant à l'esprit que l'objectif n'est pas qu'un enfant ou un adolescent aime lire mais qu'il sache le faire.

Il s'agit donc d'indiquer les clés du savoir-lire.

L'usage que la personne va en faire ne dépend que d'elle, chacun est propriétaire de sa lecture.

Toutefois il est permis de parier qu'entre le savoir-lire et l'aimer-lire se tisse une connivence de bon aloi tout comme de nombreux *J'aime pas lire* ne sont que la traduction d'un *non-savoir* à peine déguisé.

Enfin, puissent ces centaines de mots, de phrases, de textes brassés et triturés constituer une base de données capable d'engendrer une tête *bien pleine*, réservoir d'une tête bien faite.

BIBLIOGRAPHIE

OUVRAGES DE RÉFÉRENCE

ALEGRIA J. — Évaluation, remédiation et théorie. Le cas de la lecture. *GLOSSA*, n° 46-47, juin 1995, p. 52-62.

ALEGRIA J. — L'acquisition de la lecture : perspective cognitive. *Questions de logopédie*, n° 19, 1988, p. 99-121.

BERNARDIN J. — *Comment les enfants entrent dans la culture écrite...* Retz, Paris, 1997.

BOBIN C. — *Une petite robe de fête*. Gallimard, Paris, 1991.

BRAIBANT J.M. — Lecture et psychologie cognitive : les modèles de lecture et le diagnostic des différences individuelles. *Questions de logopédie*, 19-III, 1988, p. 15-47.

CARBONNEL S., GILLET P. — *Approche cognitive des troubles de la lecture chez l'enfant et l'adulte*. Solal, Marseille, 1996.

CASALIS S. — *Lecture et dyslexies de l'enfant*. PUF, Paris, 1995.

CHAMBON P. — Dyslexie : l'ordre établi. *Science et Vie*, n° 950, 1996.

CHAROLLES L., CASALIS S. — *Lire. Lecture et écriture : acquisition et troubles de développement*. PUF, Paris, 1996.

CHAUVEAU A., ROGOVAS É. — Les idées des enfants de 6 ans sur la lecture, écriture. *Psychologie scolaire*, n° 68, p. 7-28.

CONTENT A. — « Modèles de l'acquisition de la lecture : perspectives récentes » *in* : *Approche cognitive des troubles de la lecture chez l'enfant et l'adulte*. CARBONNEL S., GILLET P. Solal, Marseille, 1996.

DEJONG-ESTIENNE F. — *Le bilan et la rééducation du langage écrit*. Academia-Bruylant, Louvain-la-Neuve, 1992.

DEJONG-ESTIENNE F. — *La part des contes*. Academia-Bruylant, Louvain-la-Neuve, 1995.

ELLIS A.W. — *Lecture, écriture et dyslexie, une approche cognitive*. Delachaux-Niestlé, Neuchâtel-Paris, 1989.

FIJALKOW J. — *Mauvais lecteurs, pourquoi ?* PUF, Paris, 1990.

GLOSSA, *Le langage écrit*, n° 46 et 47, juin 1995.

GOMBERT J. E. — Recherches sur l'utilisation des analogies orthographiques par l'apprenti lecteur. *GLOSSA*, n° 46-47, juin 1995, p. 40.

GOMBERT J. E. — « Activités de lecture et activités associées » *in* : *Psychologie cognitive de la lecture*. PUF, Paris, 1992.

GRÉGOIRE J., PIÉRART B. — *Évaluer les troubles de la lecture*. De Bœck Université, Bruxelles, 1994.

KOLINSKY R. — « Conséquences cognitives de l'illettrisme » *in : Approche cognitive des troubles de la lecture chez l'enfant et l'adulte*. CARBONNEL S., GILLET P. Solal, Marseille, 1996.

LECOQ P. — *La lecture, processus, apprentissage, troubles*. Presses Universitaires de Lille, Lille, 1992.

LECOQ P. — *Apprentissage de la lecture et dyslexie*. Mardaga, Liège, 1991.

MORAIS J. — *L'art de lire*. Odile Jacob, Paris, 1994

MOUSTY P., ALEGRIA J. — « L'acquisition de l'orthographe et ses troubles » *in : Approche cognitive des troubles de la lecture chez l'enfant et l'adulte*. CARBONNEL S., GILLET P. Solal, Marseille, 1996.

PIÉRART B. — Les troubles du développement de la lecture sont-ils spécifiques ? *GLOSSA*, n° 46-47, p. 64-81, 1995.

PRÉNERON C., MELJAC C. — *Des enfants hors du lire*. Bayard, Paris, 1994.

REVUE DE NEUROPSYCHOLOGIE — *Soc. de neuropsychol. de langue française*, vol. 6, n° 2, juin 1996.

RIEBEN L. PERFETTI C. — *L'apprenti lecteur*. Delachaux-Niestlé, Neuchâtel-Paris, 1989.

SÉRON X., JEANNEROD M. — *Neuropsychologie humaine*. Mardaga, Liège, 1994.

STANOVICH KEITH E. — « L'évolution des modèles de la lecture et de l'apprentissage de la lecture » *in : L'apprenti lecteur*. RIEBEN L. PERFETTI C. Delachaux-Niestlé, Neuchâtel-Paris, 1989.

VAN GRUNDERBEEK N. — *Les difficultés en lecture. Diagnostic et pistes d'intervention*. G. Morin éditeur, Canada, 1994.

VAN HOUT A., ESTIENNE F. — *Les dyslexies. Décrire, évaluer, expliquer, traiter.* Masson, Paris, 1998, 2e édition.

WEIL-BARAS A. — *L'homme cognitif.* PUF, Paris, 1993.

OUVRAGES DU MÊME AUTEUR

Lecture et dyslexie. Éditions Universitaires, Paris, 1971, 6e édition.

Suggestions à *Lecture et dyslexie* (complément). Éditions Universitaires, Paris, 1972.

Le Langage et l'enfant. Delarge, Paris, 1975.

L'enfant et l'écriture. Delarge, Paris, 1977.

Plaisir et langage. Éditions Universitaires, Paris, 1980, 2e édition.

Je suis bien dans ma voix. Office International de Librairie, Bruxelles, 1980.

En collaboration

Contribution au dictionnaire Thinès-Lempereur — *Dictionnaire général des sciences humaines*. Ciaco, Louvain-la-Neuve, 1984.

Diagnostics différentiels en ORL et en audio-phonologie. Office International de Librairie, Bruxelles, 1977.

Précis de pathologie et de thérapie de la voix. Delarge, Paris, 1980.

Troubles du langage, diagnostic et rééducation. Mardaga, Liège, 1982.

La dysphonie de l'enfant. Cabay, Louvain-la-Neuve, 1984.

Techniques de base et évaluation de la voix. Cabay, Louvain-la-Neuve, 1985.

« La rééducation de la dyslexie », *in* : *Orthophonie, documents et témoignages*, de A. MORGON, P. AIMARD et *coll.* Masson, Paris, 1988.

Les dyslexies, avec A. Van Hout. Masson, Paris, 1998, 2ᵉ édition.

Les bégaiements, avec A. Van Hout. Masson, Paris, 1998.

Dans la collection Logopédie aux éditions Academia-Bruylant (Louvain-la-Neuve)

La part de mots, les mots à part (dactylographié - épuisé).

Le belle histoire de la Princesse Voix ou la voix racontée aux enfants.

La belle histoire sans fin d'Alice et les secrets de ses trésors.

Grenouillette. Princesse sur les chemins qui mènent à la mer.

Caverne Oreille et Cirque Eustache ou l'oreille et la rééducation tubaire racontées aux enfants.

Pasifor et Voimenue au pays de la Voix des Voix et ce qui en résulta.

Je suis j'apprends.

Le gâteau ou les artisans du langage.

Ma voix entre mes mains.

La voix en fête.

Langage et dysorthographie (2 vol.).

Une logothérapie de groupe.

Conter les contes.

La parole ensorcelée ou le bégaiement raconté.

Lettres ouvertes au Grand B.

OUVRAGES DONT SONT TIRÉS LES TEXTES OU LES POÈMES

Pages 232, 236, 239, 240, 241, 242 : LOMBARDY G. — *Dictées pour l'école primaire*. Armand Colin, Paris.

Page 233 : HERZOG M. — *Annapurna, Nanga Parbat, K2*. Glénat, Grenoble, 1995.

Page 237 : DUTERTRE R. — *L'orthographe par l'exemple du cours moyen à la classe de 6ᵉ*. Roudil, Paris, 1978.

Page 238 : PERGAUD L. — *La guerre des boutons*. Mercure de France, Paris, 1976.

Page 266 : PELLERIN J. — *Le calepin du diable*. Édition du Jour, Montréal.

Page 267 : PAGNOL M. — *La gloire de mon père*. Pastorelly, Monaco, 1981.

Page 267 : JIMENEZ J.R. — *Platero et moi. Seghers*, Paris, 1994.

Page 268 : SAINT-EXUPÉRY A. de — *Pilote de guerre*. Gallimard, Paris, 1976.

Page 268 : SAGAN F. — *Les merveilleux nuages*. Pocket, Paris, 1983.

Page 269 : SAINT-PHALLE T. de — *La mendigote*. Gallimard, Paris, 1988.

INDEX

583200 - (VI) - (0,4) - OSB 80° - DES

ELSEVIER MASSON S.A.S.
62, rue Camille-Desmoulins
92442 Issy-les-Moulineaux Cedex
Dépôt légal : décembre 2009

Achevé d'imprimer sur les presses de
SNEL
Z. I. des Hauts Sarts - Zone 3
Rue Fond des Fourches 21 – B-4041 Vottem (Herstal)
Tél +32 (0)4 344 65 60 - Fax +32 (0)4 286 99 61
décembre 2009 – 49603

Imprimé en Belgique